Karim Hachelaf
Med Amine Benzemrane
Ouahiba Kerri

Tratamento cirúrgico da osteogénese imperfeita

Karim Hachelaf
Med Amine Benzemrane
Ouahiba Kerri

Tratamento cirúrgico da osteogénese imperfeita

ScienciaScripts

Imprint

Any brand names and product names mentioned in this book are subject to trademark, brand or patent protection and are trademarks or registered trademarks of their respective holders. The use of brand names, product names, common names, trade names, product descriptions etc. even without a particular marking in this work is in no way to be construed to mean that such names may be regarded as unrestricted in respect of trademark and brand protection legislation and could thus be used by anyone.

Cover image: www.ingimage.com

This book is a translation from the original published under ISBN 978-620-6-71342-5.

Publisher:
Sciencia Scripts
is a trademark of
Dodo Books Indian Ocean Ltd. and OmniScriptum S.R.L publishing group

120 High Road, East Finchley, London, N2 9ED, United Kingdom
Str. Armeneasca 28/1, office 1, Chisinau MD-2012, Republic of Moldova, Europe
Printed at: see last page
ISBN: 978-620-7-67348-3

RESUMO

A osteogénese imperfeita é uma patologia rara, caracterizada por uma fragilidade óssea que conduz a fracturas repetidas e a deformações dos membros. O seu diagnóstico é biológico, clínico e radiológico.

A investigação genética levou a uma melhor compreensão desta doença e a introdução do tratamento médico e dos bifosfonatos revolucionou a sua gestão.

Esta patologia é simultaneamente constitucional, associando a fragilidade óssea a fracturas de repetição e a deformidade esquelética; a imobilização prolongada provoca osteopenia, que agrava a doença; é essencialmente por estas razões que a cirurgia deve proporcionar uma proteção eficaz.

A cirurgia é uma opção paliativa importante na gestão terapêutica desta doença.

A osteossíntese segmentar deve ser evitada. Desde as primeiras publicações de SOFIELD, a cirurgia utilizando um stent interno abriu a porta para os princípios actuais da cirurgia moderna nesta condição.

A osteossíntese com um stent interno continua a ser o método de eleição. Passámos da haste única de SOFIELD para a haste telescópica de BAILEY e DUBOW para cumprir os princípios de proteção completa do osso longo durante o período de crescimento.

A radiografia e a tecnologia permitiram melhorar o material de osteossíntese; os pregos de BAILEY e DUBOW sofreram enormes modificações por diferentes autores para melhor responder aos princípios da cirurgia paliativa nesta patologia.

A fixação telescópica ou deslizante é uma técnica muito interessante no tratamento de fracturas e deformidades de ossos longos na osteogénese imperfeita. Trata-se de uma técnica simples e pouco dispendiosa. As diferentes variantes desta técnica permitem ao cirurgião adaptar a montagem mais adequada às deformações e manifestações ósseas. A análise radiológica permite determinar o tipo de pinagem (centromedular, mista ou subperiosteal) e os procedimentos associados necessários para corrigir as deformações ou conter a fratura.

A cirurgia das deformidades da coluna vertebral deve fazer parte do arsenal terapêutico desta doença, de modo a evitar complicações respiratórias que podem comprometer o prognóstico vital destas crianças.

Os resultados de qualquer intervenção cirúrgica dependem não só do domínio da técnica, mas também de uma gestão multidisciplinar que envolva pediatras, reumatologistas, especialistas em reabilitação, fisioterapeutas, psicólogos, pais de doentes e a sociedade em geral, para citar apenas alguns.

Índice

I. GERAL

Na literatura, a **osteogénese imperfeita** (OI) corresponde a uma produção óssea pouco fiável.

É a única doença óssea órfã considerada uma doença rara pelos legisladores argelinos [1].

Trata-se de uma doença que reúne uma série de sintomas ósseos e extra-ósseos de gravidade variável.

As consequências clínicas da **osteogénese imperfeita** são heterogéneas. Vão desde a morte pré e peri-natal a fracturas, deformações, perturbações cardiorrespiratórias, surdez e perturbações metabólicas.

Trata-se de uma doença genética que só pode ser tratada num quadro multidisciplinar.

O advento do tratamento médico, liderado pelos bifosfonatos (BP), alterou o mau prognóstico desta doença.

O princípio da correção das deformações e da sua contenção com um stent intramedular abriu a porta ao desenvolvimento de técnicas modernas de osteossíntese intramedular. Estas técnicas, como a haste telescópica e o pino deslizante, garantem a proteção do osso durante o crescimento.

Atualmente, a eficácia das técnicas cirúrgicas paliativas depende de uma gestão multidisciplinar: a reabilitação, os dispositivos ortopédicos, o desenvolvimento da radiologia, a qualidade da anestesia e o advento dos analgésicos e dos bifosfonatos transformaram a evolução natural e o prognóstico desta doença.

I.1. História :

A osteogénese imperfeita é conhecida desde a antiguidade [2], [3]. Foi observada mais de dez séculos antes de Cristo, como demonstram as características ósseas da osteogénese imperfeita encontradas nos ossos de uma múmia da necrópole de Beni-Hassen, perto do Nilo, descoberta em 1907. Esta múmia foi estudada por Gray em 1969. Encontra-se atualmente no Museu de Londres [4], [5], [6].

No século VII, a descoberta de um esqueleto com uma morfologia compatível com uma variedade de deformações devidas à doença foi relatada na literatura [3], [5].

O caso mais famoso de osteogénese imperfeita foi observado no século XI. O do comandante viking dinamarquês IVRAR BENLOS, apelidado de IVRAR THE BONELESS ou IVRAR LE DESOSSE (sem ossos), que invadiu a Inglaterra transportado num escudo [3], [5].

Em 1678, Malebranche descreveu pela primeira vez a osteogénese imperfeita [3], [5].

Em 1788, o sueco ECKMAN publicou o caso de um indivíduo que sofria da doença com numerosas deformações, tendo ele próprio tido filhos afectados [7].

Em 1835, LOBSTEIN (Figura 1), parteiro de Estrasburgo, descreveu pormenorizadamente esta fragilidade óssea, a que chamou osteopatia [3], [5].

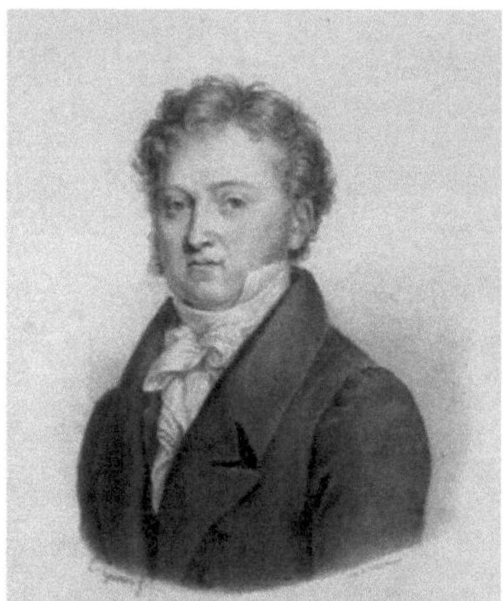

Figura 1: *Fotografia do Sr. LOBSTEIN*

Em 1849, Vrolick distinguiu a osteogénese imperfeita do raquitismo e deu-lhe o nome atual de "osteogénese imperfeita" [3], [5].

BAUER e KNAGGS foram os primeiros a colocar a hipótese de que as alterações ósseas na osteogénese imperfeita se deviam à disfunção dos osteoblastos [3], [5].

Em 1889, STILLING estabeleceu os primeiros dados histológicos sobre a doença [3], [5].

Em 1894, PORACK e DURANTE salientaram o predomínio das alterações periosteais nos distúrbios de ossificação e MOREAU apresentou a sua tese sobre a osteogénese imperfeita [3], [5].

Em 1906, LOOSER estabeleceu a relação entre a osteopatia e a osteogénese imperfeita. Descreveu duas formas de osteogénese imperfeita em função da idade em que ocorreram as primeiras fracturas e da sua gravidade [3], [4], [5] :

- Osteogénese congénita (forma grave com fracturas desde o nascimento)

- Osteogénese tardia (fratura menos grave que ocorre após o nascimento)

No século XX, EDDOWERS identificou a associação entre a osteogénese imperfeita e a esclerótica azulada [3], [4], [5].

Em 1918, VANDER HOEVE e DE KLEIN descreveram a associação do carácter hereditário, da fragilidade óssea, da surdez e da esclerótica azulada à doença [3], [4], [5].

Em 1928, E. APERT propôs o nome de doença do osso de vidro para esta condição [3], [4], [5].

Em 1933, DANIELUS foi o primeiro a efetuar um diagnóstico radiológico in utero de uma mulher grávida em que uma radiografia do 8º mês mostrava um feto invisível [3], [4], [5].

A raridade da osteogénese imperfeita, associada à diversidade das suas formas, explica a perplexidade dos médicos, cada um com uma experiência limitada. Só graças à recolha e classificação de um número suficiente de observações é que o conhecimento desta patologia evoluiu.

O século XX foi a era da investigação clínica, genética e farmacológica. Este progresso da investigação permitiu estabelecer um diagnóstico relativamente preciso e uma abordagem terapêutica multidisciplinar moderna.

A introdução dos bifosfonatos por NAGANT e DEVOGLAER [8] em 1984 revolucionou o tratamento da osteogénese imperfeita.

Os estudos genéticos e bioquímicos desenvolvidos nos últimos 20 anos permitiram descobrir novas formas de osteogénese imperfeita e adaptar as terapias modernas.

A cirurgia passou por vários períodos de desenvolvimento. Passou da ideia de alinhar as diáfises e de as proteger com uma única haste de alinhamento centromedular "iniciada por SOFIELD [9] em 1952", à atual haste telescópica de FASSIER-DUVAL [10] utilizada desde os anos 2000. Durante este período, foi desenvolvida a haste telescópica inicial de BAILEY DUBOW [11], utilizada desde

1963. A fixação telescópica segundo METAIZEAU [12] foi introduzida no arsenal cirúrgico em 1987 para a cirurgia da osteogénese imperfeita (figura N°02).

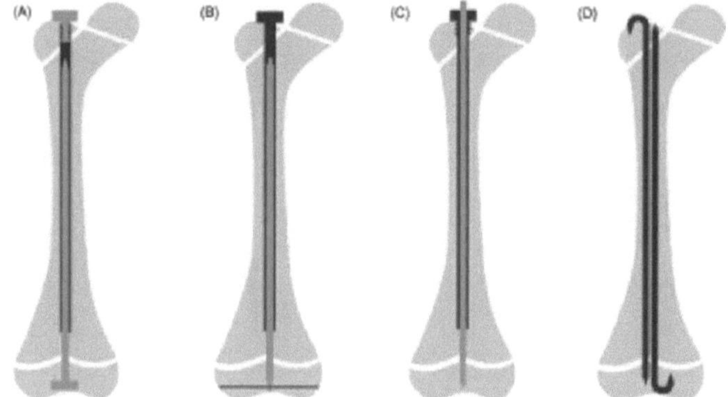

Figura N°02: Representação dos diferentes dispositivos de osteossíntese telescópica centromedular: a- prego de Bailley-Dubow, b- prego de Tae-Joon Cho et al, c- prego de Fassier-Duval, e- fixação telescópica centromedular segundo Métaizeau.

Graças aos esforços desenvolvidos nos últimos anos para combater esta doença rara, podemos agora oferecer aos doentes cuidados adequados, adaptados e multidisciplinares.

I.2.   Definição:

A osteogénese imperfeita é uma doença misteriosa. Numerosos autores deram-lhe vários nomes que podem ser encontrados na literatura [13].

- Distrofia periosteal
- Fragilis ou fragilitas ossium
- Osteopsathyrosis idiopathica
- Doença dos ossos de vidro
- Doença de Lobstein
- Doença de Vrolik
- Doença de Porak e Durante
- Raquitismo fetal
- Osteodisplasia fibrosa hereditária
- Osteomalácia congénita
- Osteoporose fetal
- Síndrome de Eddowes

- Síndrome de Van der Hoever

A osteogénese imperfeita é uma doença genética hereditária rara, caracterizada por uma fragilidade óssea congénita associada a uma baixa massa óssea [14]. Esta condição resulta em osteoporose difusa e generalizada, que é a causa de fracturas patológicas repetidas que levam a deformidades ósseas de gravidade variável (Figuras 3 e 4).

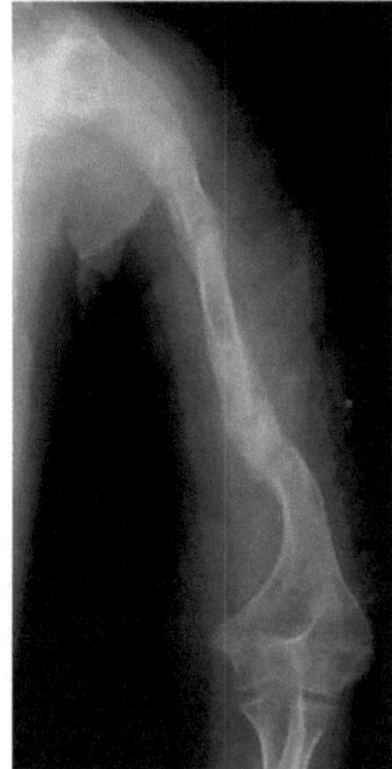

Figura 03: Radiografia de um caso de osteogénese imperfeita do úmero [coleção pessoal]:
- *Osteoporose*
- *Fracturas de diferentes idades*
- *Deformações*

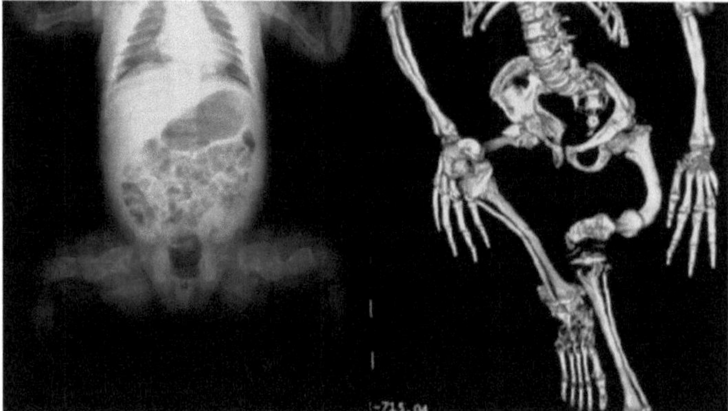

Figura N°04 : *Imagens representativas de algumas manifestações ósseas na osteogénese imperfeita [coleção pessoal].*
   a- Imagem radiológica das deformações do esqueleto
   b- Imagem de TC das deformações do esqueleto

A osteogénese imperfeita é uma síndrome que agrupa uma série de doenças hereditárias cujas manifestações clínicas e graus de presunção são muito variáveis. Pode estar associada a uma osteoporose generalizada, a perturbações da dentinogénese, a uma face triangular, a escleróticas azuladas, a uma baixa estatura frequente, a laxidez dos ligamentos, a uma transpiração excessiva, a uma tendência para hematomas, a perturbações cardiorrespiratórias, a uma perda de audição progressiva, a dores ósseas e a fracturas que ocorrem sem traumatismo ou após pequenos traumatismos [15].

A osteogénese imperfeita, ou doença dos ossos de vidro, continua a ser uma doença genética rara caracterizada por fragilidade óssea e osteopenia [16], [17].

I.3.   Epidemiologia :

Trata-se de uma doença rara, considerada como a única doença óssea rara na Argélia. Atualmente, não dispomos de dados epidemiológicos nacionais. Está a ser criado um registo de doenças raras no Instituto Nacional de Saúde Pública para 2019.
A osteogénese imperfeita afecta ambos os sexos, sem predominância étnica.

Trata-se de uma patologia congénita que pode manifestar-se antes, durante ou após o parto. Algumas formas moderadas podem passar despercebidas e aparecer tardiamente na vida.

A prevalência de osteogénese imperfeita à nascença é de aproximadamente 1 em 10.000 a 20.000 nascimentos em França, com uma incidência de osteogénese imperfeita de 1-2/10000 [18].

A prevalência na DINAMARCA é de 10,6 por 100.000 pessoas, com uma incidência de 15 por 100.000 nascimentos [19], [20].

A prevalência no BRASIL é de 4,0-6,7 por 100.000 nascimentos e uma incidência de 4,3 por 100.000 nascimentos [21], [22].

A grande maioria (90%) dos doentes com osteogénese imperfeita tem uma mutação autossómica dominante [23]. Nos últimos dez anos, foram identificadas formas autossómicas recessivas raras (aproximadamente 6 a 8% de todos os casos de osteogénese imperfeita) [24]. Mais recentemente, Van Dijk et al demonstraram que 2 a 4% das formas de osteogénese imperfeita são ligadas ao X [25].

É importante ter em conta que a expressão da doença varia muito, desde formas moderadas que passam frequentemente despercebidas até formas perinatais letais graves.

Atualmente, não dispomos de estatísticas nacionais. Se nos referirmos à distribuição dos pacientes tratados no Hospital Universitário DOUERA, esta é uma patologia frequente no centro do país (Figura N°05).

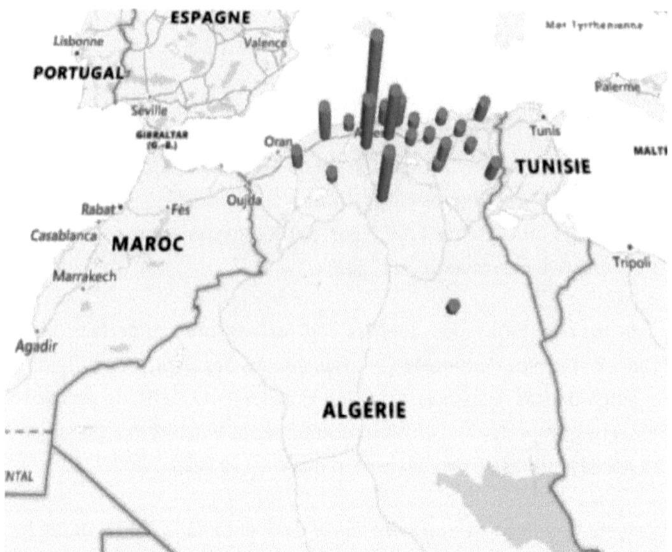

Figura N°05: *Distribuição nacional dos pacientes tratados no serviço [experiência pessoal].*

As barras representam o número de doentes por wilaya

II. QUESTÕES

A osteogénese imperfeita é uma doença misteriosa e rara, caracterizada por uma fragilidade óssea congénita. A sua origem é genética. Em 90% dos casos, é devida a mutações autossómicas dominantes e em 10% dos casos a mutação é autossómica recessiva [26], [27]. Esta doença reúne um conjunto de manifestações ósseas e extra-ósseas de gravidade variável. As suas consequências clínicas são heterogéneas e vão desde a morte a fracturas, deformações, escleróticas azuis, hiperlaxidez, perturbações respiratórias, surdez e perturbações metabólicas.

As fracturas ocorrem frequentemente e repetidamente, na sequência de pequenos traumatismos.

As deformações ósseas são secundárias à maleabilidade dos ossos, que são incapazes de esticar os músculos e tecidos adjacentes à medida que crescem.

O tratamento médico, liderado pelos bifosfonatos, alterou o prognóstico desta doença. Embora o tratamento médico melhore a densitometria óssea, não evita a ocorrência de fracturas e deformidades.

A osteossíntese segmentar não protege todo o comprimento do osso. Pelo contrário, este material exerce cargas mecânicas nas suas extremidades, o que pode levar a fracturas. Por este motivo, não é recomendada para a osteossíntese de fracturas na osteogénese imperfeita. Pode ser combinado com uma proteção centromedular para a correção de certas deformações.

SOFIELD [9] foi o primeiro a introduzir a proteção centromedular, utilizando uma única haste. Esta haste não é capaz de proteger os ossos longos durante o crescimento.

Este princípio abriu a porta ao desenvolvimento de técnicas modernas de osteossíntese intramedular.

BAILLEY e DUBOW [11] introduziram o prego telescópico. Este prego é constituído por duas partes, uma parte macho sólida que desliza para uma parte fêmea oca. Este princípio de deslizamento assegura a proteção dos ossos longos durante o crescimento. Desde então, foram introduzidos vários melhoramentos nesta haste para melhorar a sua morbilidade.

Em 1987, graças ao desenvolvimento das técnicas radiológicas e da fixação centromedular elástica no tratamento das fracturas dos ossos longos,

METAIZEAU [12] utilizou a fixação centromedular telescópica ou deslizante no tratamento das deformidades e fracturas da osteogénese imperfeita. O suporte é fornecido por dois pinos. Um descendente da epífise proximal e outro ascendente da epífise distal. Estes dois fios fornecem proteção de uma epífise para a outra. O deslizamento de um sobre o outro assegura uma proteção contínua durante o crescimento.

A fixação deslizante também foi modificada; GEORGE FINIDORI [28], [29] alargou a utilização deste princípio colocando os pinos extra-medulares, sub-periósteos nas formas graves sem possibilidade de repermeabilizar a haste.

A fixação telescópica e a fixação deslizante são apenas métodos de osteossíntese paliativos utilizados para melhorar o prognóstico funcional das crianças com osteogénese imperfeita. O cirurgião tem apenas um papel a desempenhar no tratamento desta doença.

Tendo em conta a multiplicidade de técnicas cirúrgicas referidas na literatura, optámos por esta técnica de fixação telescópica para avaliação e adaptação ao nosso contexto de saúde específico.

Atualmente, a eficácia das técnicas cirúrgicas paliativas depende de cuidados multidisciplinares. O acompanhamento pós-operatório, a preparação de dispositivos ortopédicos, a reabilitação, os tratamentos médicos, a escolarização das crianças e o envolvimento dos pais fazem parte de um processo longo e complexo. Se quisermos dar aos doentes todas as hipóteses de se reintegrarem na sociedade, temos de organizar cuidados multidisciplinares.

Os poderes públicos devem empenhar-se no tratamento desta doença, que constitui um problema de saúde pública e cujo tratamento no estrangeiro seria proibitivamente dispendioso.

III. lembrete anatomofisiológico:

III.1 A condro-epífise e o periósteo :

III.1.1. Condro-epífise/Cartilagem de crescimento :

A placa de crescimento (GG) é, em grande parte, uma estrutura histológica interposta entre a epífise e a diáfise (Figura 6). Contribui essencialmente para o crescimento em comprimento do osso. Esta noção é obsoleta porque a CC não é um disco interposto entre a epífise e a metáfise. Ele é parte integrante da epífise, com a qual forma uma entidade mecânica e vascular conhecida como condro-epífise [30].

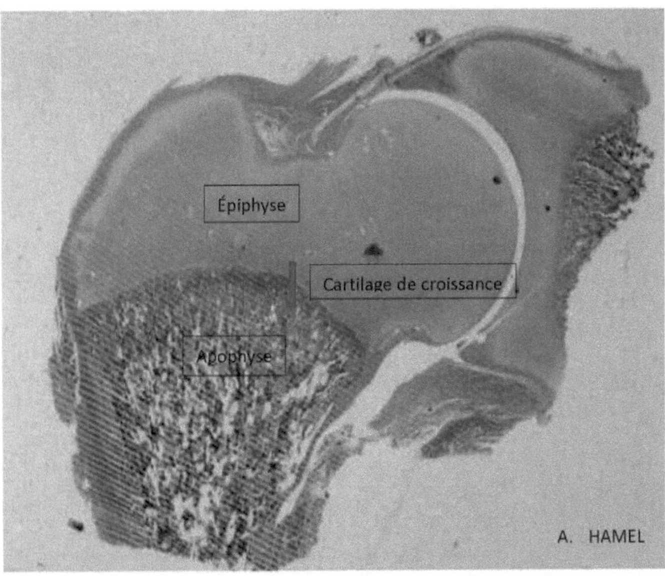

Figura 6: Condro-epífise femoral superior após A. HAMEL

Esta entidade é constituída por um núcleo de ossificação inteiramente circunscrito pela sua placa de crescimento. Esta cartilagem é particularmente ativa na face metafisária. Assegura o crescimento do osso em comprimento e contribui para lhe dar a sua forma. É completamente inseparável do núcleo epifisário [31].

No lado metafisário, a junção do CC com o osso neoformado constitui uma linha de fragilidade que é o local de eleição para os descolamentos epifisários. Este ponto fraco do osso em crescimento é compensado por uma manga fibrosa colagénica situada na periferia do CC metafisário. Esta manga fibrosa é a virola pericondral [32].

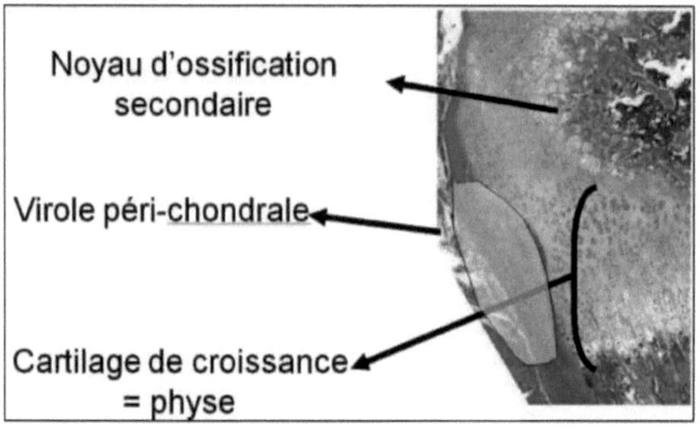

Figura N°07: Imagem histológica da virola pericondral [28].

A virola pericondral (Anel pericondrial) (Figura 07) fornece a junção entre a condro-epífise e o periósteo. De acordo com o trabalho de Chun [33], desempenha um papel de suporte. O anel pericondral e a condro-epífise juntos formam uma unidade biomecânica adaptada às tensões fisiológicas do osso em crescimento.

III.1.2.   Vascularização da condro-epífise:

Todo o CC é vascularizado por vasos epifisários (Figuras 08 e 09) e existe uma verdadeira fronteira vascular entre a condro-epífise e a metáfise [34].

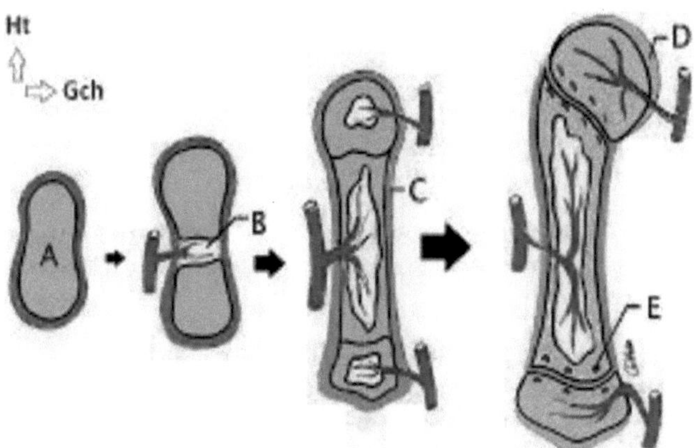

Figura N°08 : *desenvolvimento da vascularização metafisária-epifisária (EMC) :*

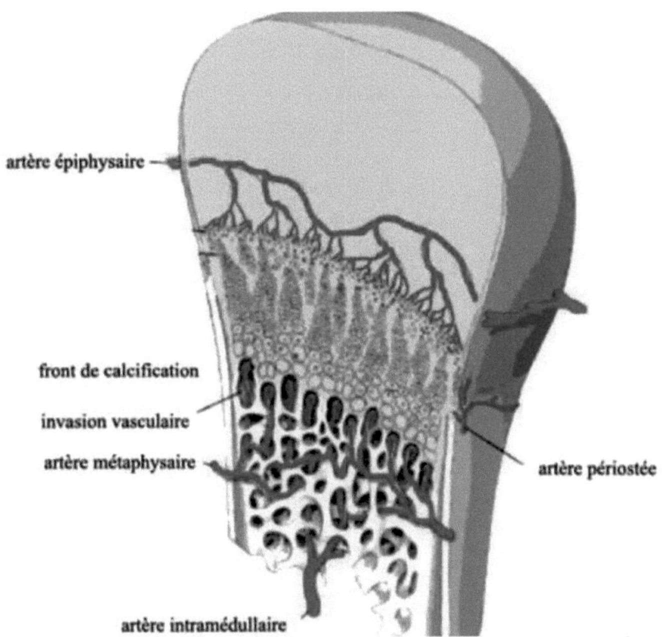

Figura 09: *Vascularização da condro-epífise (EMC)*

Esta "terra de ninguém" vascular situa-se na camada degenerativa, na junção com o osso neoformado (Fig. 09), ou seja, na linha de descolamento epifisário. O descolamento epifisário, mesmo quando a deslocação é importante, não compromete a vascularização da condro-epífise. Por outro lado, se houver uma solução de continuidade anormal no CC, forma-se uma comunicação definitiva entre o osso metafisário e o osso epifisário, constituindo assim uma ponte de epifisiodese.

A ponte de epifisiodese é constante para qualquer interrupção do CC. As suas consequências variam consoante o seu volume relativo e a sua natureza histológica.

Assim, quando o CC de crescimento é atravessado por um pino (Fig. 10), a solução de continuidade é da ordem de um milímetro, e a ponte de epifisiodese produzida é essencialmente fibrosa e fina, constituindo uma fraca resistência mecânica que não pode opor-se ao crescimento [31].

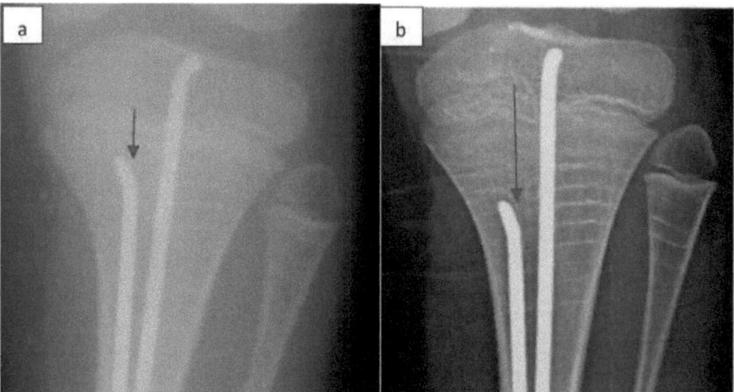

Figura N°10 : Atividade contínua do CC atravessado por um fio [coleção pessoal] a-Radiografia pós-operatória b- Radiografia no 8º mês pós-operatório

III.1.3. O periósteo:

O periósteo é um tecido fibro-celular (Figura 11), que desempenha um papel biológico e mecânico. É constituído por duas camadas [30]:

Camada fibrosa superficial em contacto com os tecidos moles. Desempenha um papel mecânico

Uma camada osteogénica profunda. Esta camada é responsável pela produção maciça de tecido ósseo. Está envolvida no crescimento em largura do segmento ósseo e na consolidação das fracturas.

O periósteo é uma membrana biológica osteogénica e o seu descolamento reinicia as cascatas embriológicas de formação do tecido esquelético nos membros.

O periósteo das crianças é mais desenvolvido e mais espesso do que o dos adultos [30].

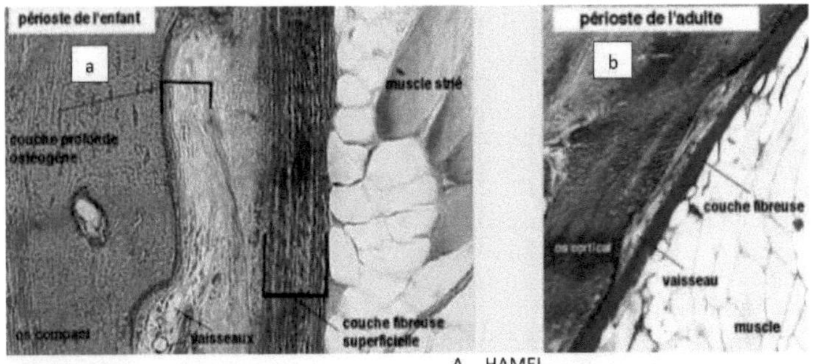

Figura 11: Aspeto histológico do periósteo (A. Hamel) a- Periósteo em crianças b-Periósteo em adultos

III.2. Consolidação óssea, dados actuais :

Em 1987, TEOT expôs os fundamentos da consolidação óssea nas fracturas da infância. Mostrou que, para além do respeito pelo hematoma da fratura, do respeito e do papel do periósteo e da importância da vascularização centromedular, existem outros parâmetros que influenciam esta consolidação. O papel importante das BMPs (Proteínas Morfogénicas Ósseas), o equilíbrio osteoclástico, a isquémia, a hipoxia e o papel dos fenómenos de indução eléctrica foram introduzidos [35].

A consolidação óssea não depende apenas destes factores biológicos. A regeneração óssea depende de três outros elementos fundamentais [36]:

- Células progenitoras
- Factores de crescimento (osteoindução)
- Um ambiente adequado (osteo-condução)

A estas condições deve ser acrescentado o ambiente mecânico de GIANNOUDIS [37]. Estas quatro condições conduzem ao conceito moderno de diamante (Figura 12):

17

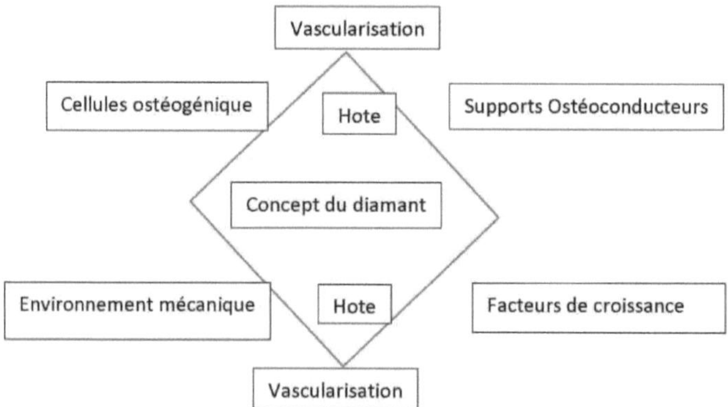

Figura 12: *Modelo em diamante que integra os componentes necessários à consolidação da fratura. Adaptado de Giannoudis [37].*

A consolidação óssea é também condicionada por variações individuais e genéticas [38] e por certos factores nocivos, como certos medicamentos, o envelhecimento e o tabagismo.

A análise destes componentes abriu a porta a desenvolvimentos na bioengenharia, como a evolução da fixação interna na osteossíntese de fracturas de ossos longos e a introdução de enxertos de células estaminais na osteogénese imperfeita [39].

Esta análise conduziu também a uma compreensão biológica do conceito de osteossíntese [40] em:

- Respeito pelo periósteo
- Respeito pelo hematoma fracturado
- O desenvolvimento da cirurgia percutânea
- A elasticidade dos dispositivos de osteossíntese

Estes princípios não são específicos da osteogénese imperfeita, mas são comuns a todos os conceitos de consolidação.

IV. HISTOLOGIA E FISIOPATOLOGIA:

IV.   1. Histologia e citologia do osso normal :

O tecido ósseo é um tecido conjuntivo cuja composição, organização e dinâmica asseguram a sua função de suporte mecânico e o seu papel na homeostasia mineral.

IV.   1.1 Composição do tecido ósseo :

IV.   1.1.1. A estrutura da proteína :

IV.1.1.1.1. Colagénio ósseo:

As fibras de colagénio representam quase 90% da matriz proteica total do osso. Estas fibras são constituídas por microfibrilas, que são o resultado do alinhamento de moléculas de procolagénio. A molécula de pró-colagénio é um heteropolímero disposto numa tripla hélice: duas cadeias cx1(I) e uma cadeia α2(II) [41], [42].

O colagénio de tipo I é a proteína estrutural mais abundante no organismo. Está presente em quase todos os tecidos conjuntivos de suporte do corpo (osso, pele, vasos sanguíneos, dentes, ligamentos, olhos....), o que explica a diversidade de manifestações em caso de deficiência, como na osteogénese imperfeita [41], [42].

IV.1.1.1.2. Proteínas não colagénicas:

Muitas proteínas não colagénicas presentes na matriz óssea foram purificadas e sequenciadas, mas o seu papel fisiológico é ainda pouco conhecido. Representam 10-15% do total de proteínas do osso.

IV.1.1.1.3. Substância mineral:

A fase inorgânica da matriz óssea confere ao osso sua rigidez e resistência mecânica, além de representar uma importante reserva mineral. De facto, cerca de 99% do cálcio do organismo, 85% do fósforo e entre 40 a 60% do sódio e magnésio estão incorporados nos cristais que constituem a substância mineral óssea [41].

Em resumo, o tecido ósseo caracteriza-se pela impregnação de sais de cálcio numa matriz orgânica. Esta matriz é constituída por 90% de fibras de colagénio de tipo I. É a associação estreita entre estas matrizes orgânicas e minerais que confere ao osso as suas propriedades biomecânicas. Por conseguinte, :

- Se a fase mineral for removida, o osso remanescente mantém a sua forma mas perde a sua rigidez.

- Se a fase orgânica (colagénio) for removida, o osso remanescente é extremamente frágil.

IV. 1.2 Estruturas do tecido ósseo :

IV.1.2.1. Textura óssea:

O osso tecido é um osso imaturo, não lamelar, caracterizado por uma disposição anárquica das fibras de colagénio. Está normalmente presente em embriões e crianças, onde é gradualmente substituído por osso lamelar. Encontra-se também no calo de fratura, em certos tumores ósseos primários ou secundários, na osteogénese imperfeita e na doença de Paget. O osso adulto normal é constituído por um osso lamelar resultante da orientação diferente das fibras de colagénio em duas lamelas contíguas. Esta textura lamelar confere ao osso a sua resistência mecânica [42] :

IV.1.2.2. Arquitetura óssea :

Está organizado em compartimentos [42] :

- O osso compacto e o osso trabecular diferem de acordo com a disposição das lamelas ósseas.
- O endósteo é a zona intermédia entre o osso cortical e o osso esponjoso.
- O periósteo é o invólucro exterior dos ossos.
a. Os compactos :

É formado pela justaposição de osteões, as unidades estruturais básicas do osso cortical, em que as lamelas ósseas se dispõem concentricamente em torno de um canal central denominado canal de Havers, por onde circulam os vasos. Os canais de Havers estão ligados por canais transversais denominados canais de Volkmann.

b. Osso trabecular :

Também conhecido como osso esponjoso, é constituído por uma rede tridimensional de trabéculas ósseas compostas por unidades estruturais elementares sob a forma de placas ou arcos, com uma textura lamelar regular. A medula hematopoiética situa-se entre as trabéculas.

IV.1.2.3. Células ósseas :

São responsáveis pelas diferentes fases da remodelação óssea [42].

a. Osteoclastos :

O osteoclasto é a célula óssea responsável pela reabsorção. Ao contrário do osteoblasto, deriva de um precursor hematopoiético.

b. Osteoblastos :

Na superfície endosteal, o osteoblasto é a célula responsável pela síntese e pela aposição da matriz óssea e, em seguida, pela sua mineralização, ou seja, pelo processo de formação do osso. A sua origem é mesenquimal.

c. Osteócitos :

Derivam da transformação de certos osteoblastos incorporados no tecido ósseo. Estão principalmente envolvidos na transmissão de sinais mecanossensoriais e nas trocas entre as células e o microambiente.

d. Células de fronteira :

Cobrem as superfícies ósseas na fase quiescente e estão envolvidos na comunicação entre a superfície óssea, o ambiente celular e os osteócitos embebidos na matriz óssea. Também desempenham um papel na fase inicial da remodelação óssea.

IV. 1.3 Modelação e remodelação óssea :

Durante a infância, a modelação e a remodelação óssea coexistem, enquanto que nos adultos apenas a remodelação persiste.

IV.1.3.1. Modelação óssea :

É responsável pela formação óssea no útero e durante a infância, até à maturação do esqueleto na adolescência.

Resulta de dois mecanismos, a ossificação endocondral e a ossificação membranar.

a. Ossificação endocondral :

É responsável pela formação dos ossos longos no embrião. As células mesenquimatosas diferenciam-se em condroblastos e depois em condrócitos responsáveis pela síntese de uma matriz extracelular rica em proteoglicanos e colagénio de tipo II, que depois se calcifica. Esta cartilagem calcificada é invadida por botões vasculares que transportam células precursoras de osteoclastos e osteoblastos. Esta cartilagem calcificada é então colonizada por osteoblastos, que sintetizam um tecido ósseo imaturo com uma textura tecida. Este tecido ósseo imaturo é eventualmente reabsorvido pelos osteoclastos e substituído por tecido ósseo lamelar [44].

b. Ossificação da membrana :

Ocorre em osso plano e, ao contrário da ossificação endocondral, as células mesenquimais diferenciam-se diretamente em osteoblastos que produzem uma matriz óssea tecida. Mais tarde, seguindo uma sequência clássica de remodelação, este osso trançado é progressivamente substituído por osso lamelar maduro [45].

IV.1.3.2. Remodelação óssea :

Este processo preserva as propriedades biomecânicas do tecido ósseo e assegura a homeostase mineral [26]. A sequência da remodelação óssea ocorre de acordo com uma cronologia precisa num único local, resultante da atividade de uma unidade multicelular básica. Esta atividade de remodelação dá origem às unidades básicas do tecido ósseo conhecidas como osteões no osso cortical e unidades estruturais elementares no osso esponjoso. Inicia-se com uma fase de ativação dos osteoclastos, que leva à reabsorção óssea, seguida de uma fase de transição que resulta no recrutamento de células osteoprogenitoras, seguida da formação e mineralização de uma nova matriz óssea. Num dado momento, cerca de 5% das superfícies intracorticais e 20% das superfícies trabeculares estão a sofrer remodelação. Este processo envolve um estreito acoplamento entre a fase de reabsorção e a fase de formação. A duração média de uma sequência de remodelação é de 4 a 6 meses.

Mais recentemente [46], o aspeto vivo do tecido ósseo foi estudado através da fase de reabsorção da remodelação óssea. Foi demonstrado que as células ósseas que reabsorvem a matriz óssea não actuam de forma aleatória, mas visam as áreas com propriedades mecânicas e minerais mais fracas. Este comportamento, estudado pela primeira vez no tecido ósseo adulto saudável, foi também observado nos ossos de pacientes que sofrem de osteogénese imperfeita. A patologia não modificou qualitativamente este comportamento [46].

V. ANATOMOPATOLOGIA:

V. 1. Anatomopatologia do osso na osteogénese imperfeita :

V.   1.1 Macroscopia :

Estudos de BULLOGH [47], efectuados em autópsias de crianças pequenas, mostram que os ossos são frágeis e friáveis e que as epífises aparecem claramente aumentadas em relação ao resto do osso. Os centros de ossificação secundários estão deformados e contêm pequenos nódulos cartilaginosos de 1 a 4 mm de diâmetro e as superfícies articulares são irregulares.

As cartilagens de conjugação podem ser normais ou apresentar anomalias que apagam todo ou parte do seu contorno. Esta lesão das CC pode explicar os graves problemas de crescimento em alguns doentes com osteogénese imperfeita (Figura 13).

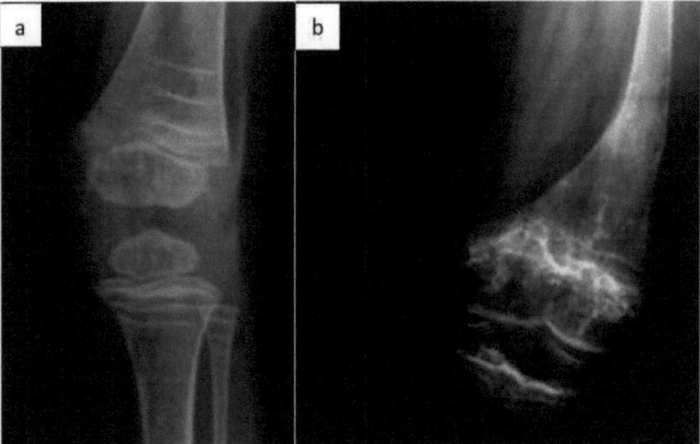

Figura 13: *Aspeto radiológico da placa de crescimento na osteogénese imperfeita [coleção pessoal].*
a- Placa de crescimento normal
b- Placa de crescimento patológica (aspeto de pipoca)

Um corte transversal da diáfise mostra :

- Um periósteo modificado, por vezes espessado, mas por vezes normal (Figura 14).
- Uma camada cortical muito fina, que pode estar ausente em alguns locais

(Figura 14).

- Um canal medular alargado ou por vezes obstruído.
- Um osso esponjoso altamente vascularizado.

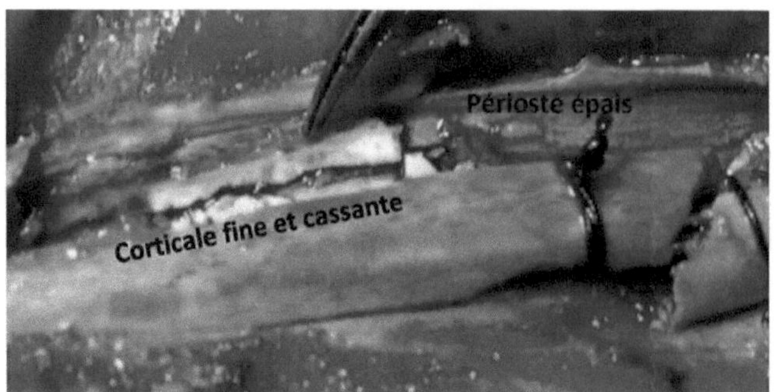

Figura 14: Vista intra-operatória de um eixo desperiosteal [coleção pessoal].

V. 1.2 Microscopia:

Em crianças com osteogénese imperfeita, a espessura do osso é reduzida como resultado de uma formação óssea mais lenta. Existem menos trabéculas ósseas e estas são anormalmente finas [48].

Para muitos autores, a osteogénese imperfeita é uma doença dos osteoblastos: a formação óssea está quantitativa e/ou qualitativamente diminuída [49].

Como os osteoblastos produzem menos estrutura óssea, a taxa global de formação óssea no compartimento trabecular é aumentada, devido ao aumento do número de osteoblastos. No entanto, isto não resulta num ganho líquido de massa óssea trabecular, uma vez que a atividade de reabsorção óssea também aumenta [50].

Alguns aspectos histológicos (Figuras 15, 16 e 17) são ilustrados em amostras colhidas dos nossos pacientes. Este estudo foi realizado em colaboração com a equipa de anatomopatologistas do Hospital Universitário de Douera [51].

— un motif lamellaire prédominant fin, avec des zones d'os tissé associé à des fractures.

— les ostéoblastes semblent plus petits, plus sphériques(flèche noire) .

— Les ostéocytes, ovales à arrondis, bien que plus matures en apparence que chez les patients sévèrement atteints, sont plus nombreux, plus grands et moins uniformément répartis dans les trabécules que les ostéocytes chez des témoins (flèches bleu).

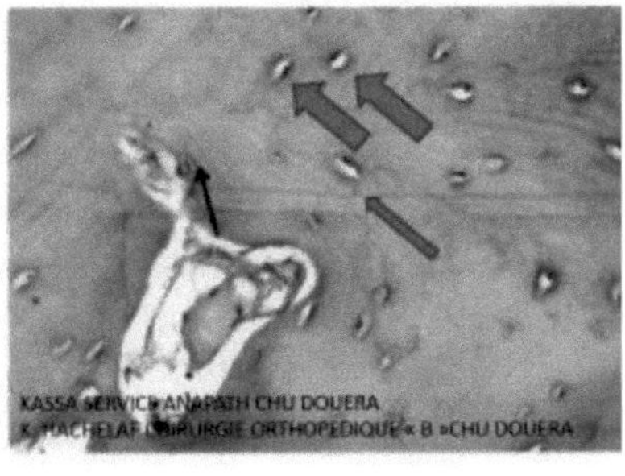

Figura 15: Aspeto histológico de uma amostra de osso [coleção pessoal].

- les ostéoblastes tapissant les travées osseuses ont tendance à être moins charnus et fusocellulaire (flèche).

- Les ostéoclastes sont assez rares.

- Cartilage hyperplasique

- Notez les ostéocytes bondés, ovales à arrondis (cercle)

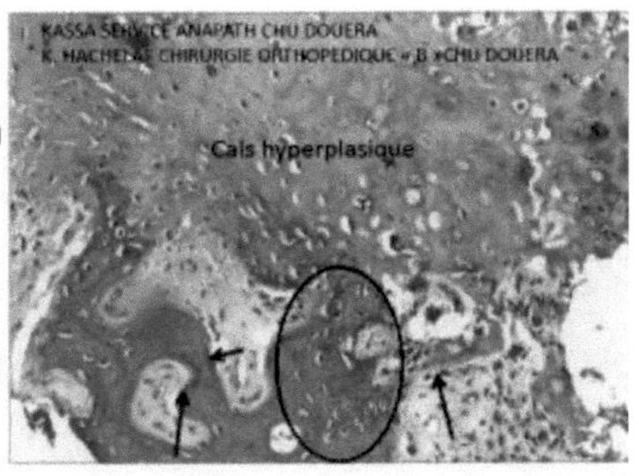

Figura 16: Aspeto histológico de um calo hipertrófico na osteogénese imperfeita [coleção pessoal].

- Le périoste est normalement présent et la couche interne peut être plus importante que la normale

- les ostéoblastes tapissant les travées osseuses ont tendance à être moins charnus et fusocellulaire (flèche).

- Les ostéoclastes sont assez rares.

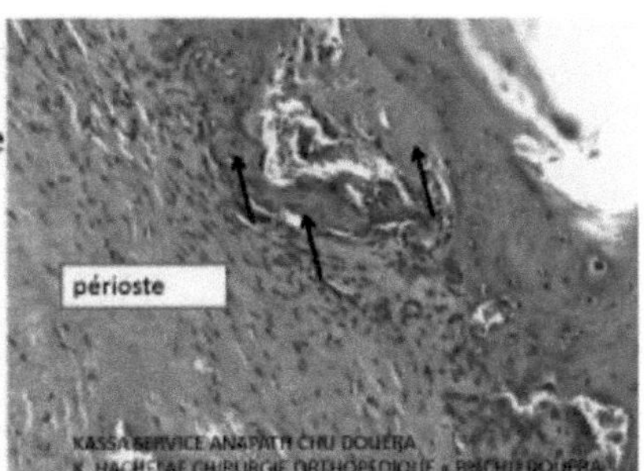

Figura 17: Aspeto histológico do periósteo [coleção pessoal].

O estudo sugere que se trata de uma anomalia na formação óssea.

Qualidade :

- Os osteoblastos são mais esféricos e menores. Eles são menos carnudos e fusocelulares, especialmente no clastos ósseos e no periósteo.
- Os osteócitos são ovais, arredondados e maiores do que nos indivíduos normais.
- O periósteo tem uma camada interna mais extensa do que em indivíduos normais.

Quantitativo :

- O número de osteoblastos está aumentado, mas estes podem produzir estrutura óssea.
- Os osteócitos estão mais maduros mas mal distribuídos nas trabéculas ósseas.
- Os osteoclastos são raros, especialmente no calo e no periósteo.

A expressão clínica da doença depende da combinação destas diferentes alterações

V. 2. Anatomopatologia de outros tecidos

II.   2.1. Olho:

A coloração azul da esclerótica é secundária a uma redução da sua espessura. A espessura da córnea é reduzida em 25% e a da esclera em 50%, o que está associado a um defeito nas fibras de colagénio do olho. Estas fibras perderam as suas estrias regulares e apresentam uma organização anárquica. Como resultado, a esclera revela os vasos subjacentes e os pigmentos da coroide, dando-lhe uma aparência azulada [52], [53], [54].

V.2.2. Orelha:

As lesões anatómicas evidenciadas na perda auditiva condutiva na osteogénese imperfeita foram :

- Um estribo palatino espessado e alargado fixado na janela oval.
- Disfunção dos ossículos devido a microfracturas ou substituição por tecido fibroso.
- Hipermobilidade articular da cadeia ossicular devido à hiperlaxidez

ligamentar.

- Membrana timpânica fina, flácida e translúcida, por vezes azulada.

As causas da perda auditiva neurossensorial são menos conhecidas [55].

V.2.3. Anomalias dentárias :

A dentina caracteriza-se por uma estrutura irregular e heterogénea, com finos canalículos que a atravessam. Os túbulos aparecem em tufos desordenados (Figura 18). Os odontoblastos geralmente não possuem extensões ontoblásticas, ou estas são muito finas. A distribuição dos canalículos é anárquica [56], [57], [58].

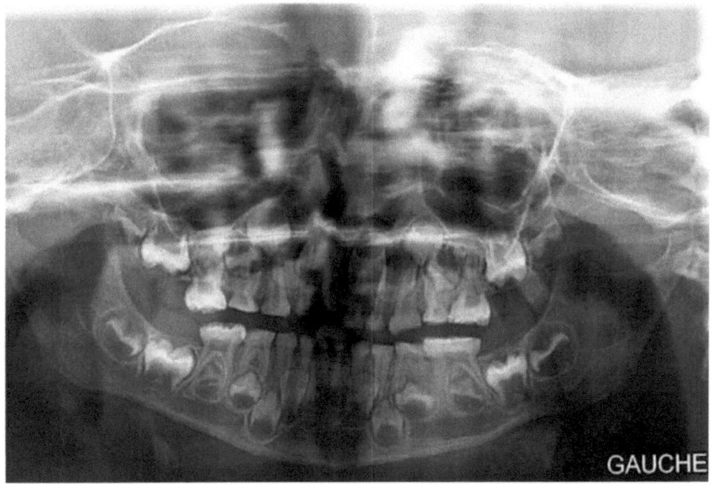

Figura N°18 : Aspeto radiográfico da dentinogénese imperfeita [coleção pessoal].

VI. GENÉTICA:

Nos últimos anos, registaram-se muitos avanços nos estudos genéticos e bioquímicos. Estes estudos forneceram novos conhecimentos sobre a gestão da osteogénese imperfeita. Isto deu origem a novas abordagens diagnósticas e terapêuticas [19], [27], [59].

Em aproximadamente 90% dos casos, a osteogénese imperfeita é devida a mutações autossómicas dominantes nos genes COL1A1, COL1A2 ou IFITM5 (Figura 19) [19], [27], [59].

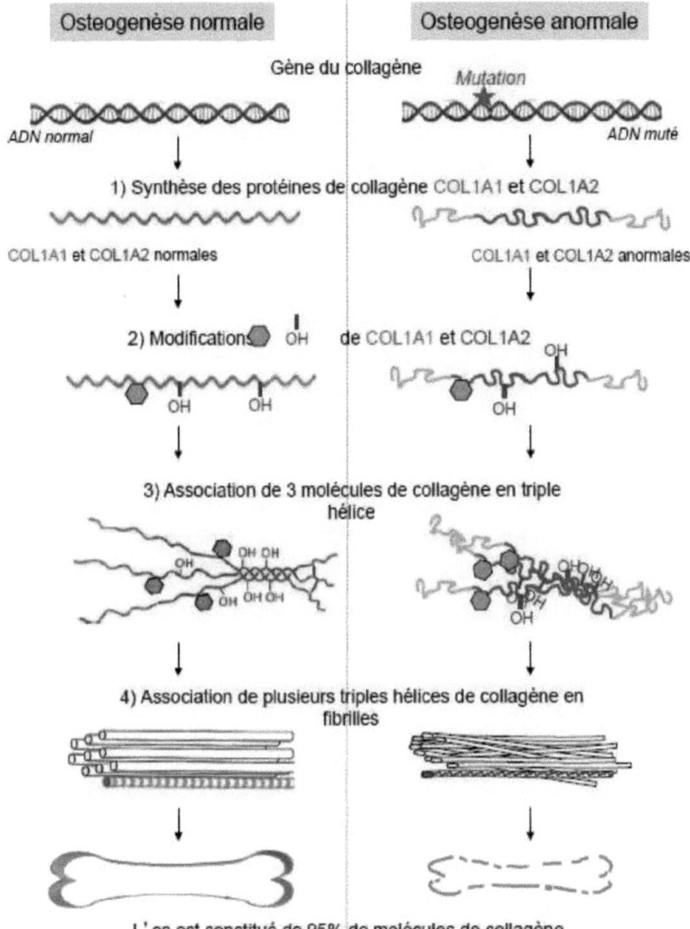

Figura 19: Esquema comparativo das mutações no gene que codifica o colagénio [D. Duménil, F. Moreau-Gachelin e M.C. De Vernejoul].

Os restantes 10% da osteogénese imperfeita estão ligados a mutações em genes autossómicos recessivos.

Na grande maioria dos casos de osteogénese imperfeita, a fragilidade óssea é evidente desde a infância, com envolvimento variável dos tecidos conjuntivos extra-esqueléticos. O diagnóstico é essencialmente clínico (fragilidade capilar, hiperlaxidez articular, escleróticas azuladas ou acinzentadas, perda progressiva da audição, lesões nas válvulas cardíacas, etc.) [27], [50].

A maioria destes doentes tem uma mutação autossómica dominante num dos dois genes que codificam o colagénio de tipo I, que é o principal colagénio da matriz óssea, independentemente da gravidade do fenótipo (tipos I a IV da classificação de SILLENCE) [59], [60].

O gene do colagénio de tipo I é constituído por duas cadeias alfa1 e alfa2 associadas numa tripla hélice graças à presença repetitiva de um resíduo de glicina [19].

Os doentes com osteogénese imperfeita são portadores de uma mutação num dos genes que codificam as cadeias Alfa1 (cromossoma 17) e Alfa2 (cromossoma 7) do colagénio tipo I, sendo esta mutação herdada de forma autossómica dominante.

Estudos [61], [62] mostraram uma variabilidade fenotípica para a mesma mutação. De facto, estas consequências fenotípicas dependem da localização da mutação, da natureza do aminoácido substituído e do tipo de cadeia envolvida.

Nos últimos dez anos, foram identificadas formas autossómicas recessivas raras (cerca de 6-8% de todos os casos de osteogénese imperfeita), principalmente responsáveis por alterações pós-transnacionais na maturação do procolagénio e das fibras de colagénio, bem como na homeostasia da formação e mineralização óssea [23].

Em setembro de 2016, eram conhecidos 14 genes diferentes [63]: P3H1, CRTAP, PPIB, FKBP10,SERPINH1, SP7, SERPINF1, BMP1, TMEM38B, WNT1, CREB3L1,TAPT1, PLOD2 e SPARC) ou transmissão recessiva ligada ao X (PLS3 e MBTPS2). Trata-se de formas moderadas a graves (quadro n.º 01).

Genes	Hereditariedade	Fenótipo (Sillence, Ben Amor, Rauch e Glorieux)	Características específicas
Defeitos estruturais ou haploinsuficiência no colagénio de tipo 1			
COL1A1	AD	Tipos I, II, III, IV	Escleróticas azuis/cinzentas/brancas Hiperlaxidade, surdez Dentinogénese imperfeita
COL1A2	AD	Tipos I, II, III, IV	
Complexo prolil-3-hidroxilase			
CRTAP	AR	Tipos II, III, IV (VII)	-
LEPRE1	AR	Tipos II, III (VIII)	Mutação "fundadora" em afro-americanos
PPIB	AR	Tipos II, III, IV (IX)	-
Telopeptídeo lisil hidroxilase			
PLOD2	AR	Tipo III	Pterígio, contraturas articulares congénitas (síndrome de Bruck tipo 2)
Acompanhantes de colagénio			
FKBP10	AR	Tipos III, IV (XI)	Possibilidade de contraturas articulares congénitas (síndrome de Bruck tipo 1)
SERPINH1	AR	Tipos II, III (X)	Esclera azul, dentinogénese imperfeita
Maturação do colagénio de tipo 1			
BMP1	AR	(Tipo XIII)	Aumento da densidade óssea, escleróticas azuis
Formação e homeostasia óssea, regulação da massa óssea			
SERPINF1	AR	Tipos III, IV (VI)	Normal à nascença, evolução progressiva, má resposta aos bifosfonatos, boa resposta aos anticorpos anti-RANKL
SP7	AR	Tipo III (XII)	Atraso na erupção dentária
LRP5	AR	Tipos III, IV	Cegueira (síndroma osteoporose-pseudoglioma)
WNT1	AR	Tipos III, IV (XV)	Evolução progressiva, má resposta aos bifosfonatos
TMEM38B	AR	Tipo III (XIV)	-
CREB3L1	AR	Tipos II-III	-
Funções desconhecidas			
IFITM5	AD	Tipo V	Calosidades hipertróficas, bandas metafisárias escleróticas, membranas interósseas calcificadas
PLS3	X- linke d	Tipo I	Osteoporose precoce em mulheres heterozigóticas; osteogénese imperfeita tipo I em homens hemizigóticos

O estudo molecular só pode ser efectuado após uma consulta genética especializada. Esta consulta inclui a investigação genética de familiares que sejam portadores da doença e o aconselhamento genético. A grande maioria dos casos de osteogénese imperfeita é herdada de forma autossómica dominante. Estão associadas a um risco de 50% de transmissão na descendência de um doente afetado; no entanto, o risco de recorrência em pais não afectados com um primeiro filho afetado é de cerca de 5% (mosaicismo germinativo). Mais raramente, a transmissão é autossómica recessiva; estas formas estão associadas a um risco de recorrência de 25% nos pais que já têm um filho com a doença [19], [27], [59] [63].

As formas excepcionais ligadas ao X são geralmente sintomáticas nos rapazes, com sinais por vezes ligeiros nas mães portadoras da mutação. O aconselhamento genético é, portanto, tranquilizador para os filhos homens de um homem afetado. As suas filhas serão portadoras saudáveis ou apenas ligeiramente sintomáticas [19], [27], [59] [63].

O aconselhamento genético especializado permite também apoiar as famílias nas suas escolhas e, se for caso disso, discutir métodos de diagnóstico pré-natal e técnicas de diagnóstico pré-implantação.

Os estudos moleculares são atualmente realizados com recurso a painéis NGS (Next Generation Sequencing): sequenciação orientada de 19 genes e/ou Reação em Cadeia da Polimerase Multiplex (PCR) em laboratórios especializados em genética molecular. Os estudos moleculares são relativamente longos e a sua sensibilidade ainda não é perfeita (problema de interpretação das variantes e falsos negativos). No entanto, este estudo é cada vez mais proposto às famílias para conhecer o seu estatuto e o gene envolvido e para responder à questão do aconselhamento genético. É particularmente recomendado para pessoas com uma forma grave que estão a considerar o diagnóstico pré-natal, e para pessoas (fetos e crianças) com uma forma grave cujos pais desejam um diagnóstico pré-natal durante uma futura gravidez [23], [63].

A "dissecação genética" dos genes envolvidos na osteogénese imperfeita, que está longe de estar concluída, expandiu enormemente o nosso conhecimento da biologia do esqueleto e da mineralização óssea, e destacou moléculas-alvo ou vias de sinalização para novas terapias medicamentosas, como demonstrado pelos primeiros estudos sobre tratamentos orientados pelo genótipo para a osteogénese imperfeita [64].

Os resultados da investigação genética e biológica conduzem à escolha de uma molécula terapêutica adaptada à mutação genética causadora da doença e à adaptação de um tratamento a certas formas não sensíveis aos bifosfonatos (SERPINF1 e FKBP10), onde o Denosumab reduz a frequência das fracturas e melhora a densitometria óssea e a mobilidade dos doentes [65]. No futuro, a indicação terapêutica será orientada pelo genótipo na osteogénese imperfeita.

VII. DIAGNÓSTICO:

O colagénio tipo I é o elemento mais abundante no corpo e encontra-se na matriz óssea, na pele, nos tendões, nos ligamentos, nos músculos e nas paredes vasculares. Consequentemente, qualquer perturbação qualitativa ou quantitativa no colagénio tipo I afectará não só o osso mas também os vários locais extra-esqueléticos, daí a grande variedade de manifestações clínicas na osteogénese imperfeita [18], [23].

Estas manifestações clínicas essenciais da osteogénese imperfeita podem ser divididas em duas partes:

Manifestações esqueléticas: de gravidade variável, incluem principalmente dores, fracturas, deformações ósseas e problemas de crescimento.

Manifestações extra-esqueléticas inconsistentes: esclerótica azulada ou acinzentada, dentinogénese imperfeita, hiperlaxidez ligamentar, fragilidade cutânea, fragilidade vascular, perturbações cardiovasculares, perturbações respiratórias, perturbações neurológicas, perturbações auditivas e surdez, problemas metabólicos, etc.

Estas manifestações clínicas apresentam uma grande variabilidade de expressão, desde formas simples e moderadas que podem passar despercebidas, até formas perinatais letais graves. A sua expressão pode começar na vida intra-uterina ou na primeira infância, e progredir até à idade adulta [66].

VII.   1. Manifestações esqueléticas:

Estão diretamente relacionados com a osteoporose e as suas consequências (fracturas - deformações); reflectem-se radiologicamente por uma transparência excessiva do osso e por corticais muito finas (Figura 20).

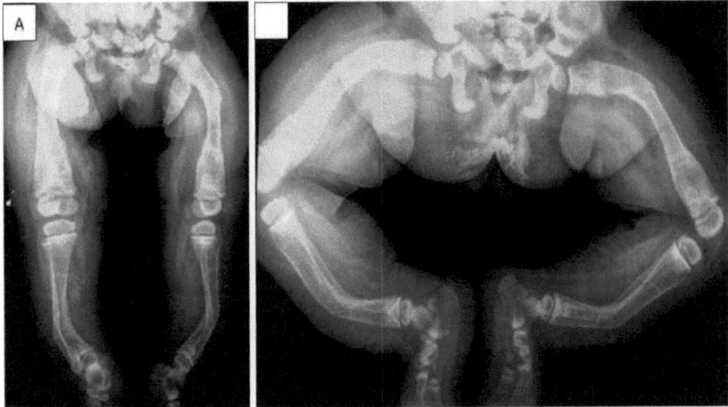

Figura 20: Imagem radiológica de diferentes manifestações ósseas nos membros inferiores de uma criança de 4 anos [coleção pessoal].
a- Radiografia frontal
b- Perfil radiográfico

A osteoporose pode ser quantificada através da medição da densidade óssea (densitometria óssea). Estas medições podem ser efectuadas principalmente utilizando a técnica DEXA [67] e a densitometria axial. A quantificação da osteoporose apresenta problemas relacionados com a medição. Requer a utilização de um aparelho sensível, dada a pequena quantidade de osso a analisar. É necessária uma tabela de comparação em função da idade e, sobretudo, da superfície corporal de cada indivíduo. Deve poder distinguir entre um aumento absoluto da densidade óssea e um aumento relativo, que pode ser visto como resultado da compressão óssea.

VII. 1.1. Dor :

A dor é um sintoma frequente da osteogénese imperfeita. Pode ser aguda na sequência de uma fratura. Pode ser crónica, reflectindo a repetição de microfracturas ou pseudartroses numa deformidade. A compressão vertebral ou a lise ístmica podem levar a dor lombar crónica [68], [69].

VII. 1.2. Fracturas:

As fracturas são frequentes, constantes e de diferentes idades. Variam em gravidade, desde simples fracturas corticais únicas a complexas fracturas comutativas e simples fracturas completas com linhas de fratura transversais e pouco ou nenhum deslocamento [15], [28].

Podem ser observados em qualquer osso e ocorrem durante a vida intra-uterina, no nascimento (Figura 21), durante a infância e na idade adulta [66]. Têm a particularidade de ocorrerem após traumatismos benignos.

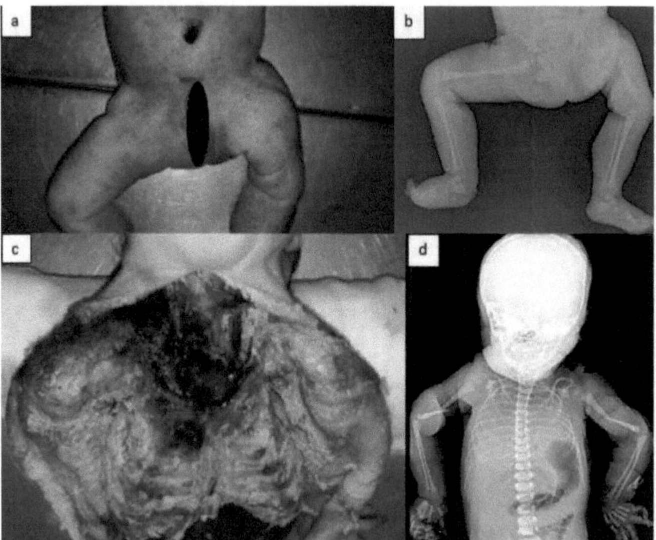

Figura N°21 : *Autópsia post-mortem de uma criança com osteogénese imperfeita [coleção pessoal].*

a- Deformidade da coxa esquerda b- Fratura do fémur esquerdo
c- Fracturas das costelas em diferentes idades

O número de fracturas aumenta por volta da idade de aquisição da marcha, estabiliza na puberdade e volta a aumentar após a menopausa nas mulheres adultas [15], [68], [69].

A consolidação das fracturas na osteogénese imperfeita não é um problema. É conseguida dentro dos prazos normais. O calo de consolidação é anormal. A consolidação viciosa do calo é frequente, o calo ósseo pode ser hipertrófico e muitas vezes confundido com lesões tumorais. Pode ser uma fonte de deformidade. A consolidação pode também levar à calcificação da membrana interóssea [70].

Alguns autores referem uma elevada taxa de pseudartrose [15], [71].

É de salientar a particularidade das fracturas por avulsão. São frequentemente observadas ao nível do olécrano e das tuberosidades anteriores da tíbia [15], [72].

VII. 1.3. Deformações :

As deformações ósseas podem ser observadas em todo o esqueleto, mas mais frequentemente nos ossos longos. Estas deformações são secundárias a mal-união ou ocorrem espontaneamente como resultado da incapacidade destes ossos frágeis para resistir à tração muscular. À medida que o osso cresce, ele é incapaz de esticar os grupos musculares vizinhos [15], [28], [63], [68].

VII.1.3.1 Deformações dos membros :

VII.1.3.1.1. Membros inferiores :

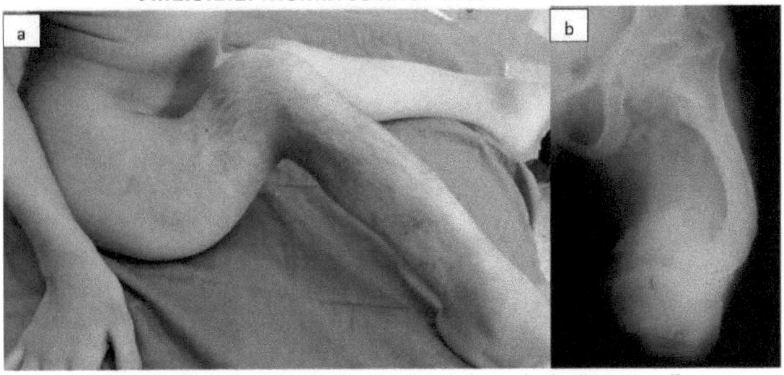

Figura 22: *Deformidade do membro inferior [coleção pessoal].*
a- Vista de uma deformidade da coxa
b- Radiografia frontal de um fémur deformado em vários planos do espaço

O fémur é o osso mais afetado. Na maior parte das vezes, desenvolve-se uma deformidade cruzada ântero-lateral devido à tração dos músculos adutores e isquiotibiais da coxa (Figura 22).

Esta curvatura é suscetível de se agravar com o crescimento, variando de uma curvatura de raio pequeno a uma curvatura muito grande com um raio extremo.

Esta deformidade em torção é frequentemente acompanhada por uma reorientação da extremidade superior do fémur em coxa vara. Esta coxa vara é dita verdadeira quando é secundária a fracturas da base do colo ou da região trocantérica. Chama-se falsa coxa vara ou coxa vara induzida quando a correção da deformidade diafisária do fémur corrige o ângulo cervicodiafisário do fémur.

Ao nível da perna, desenvolve-se uma curvatura anterior ou anteromedial sob o efeito dos músculos posteriores e posterolaterais da perna. Esta deformidade é conhecida como deformidade em lâmina de sabre. O perónio é frequentemente filiforme e pequeno [73].

VII.1.3.1.2. Membros superiores

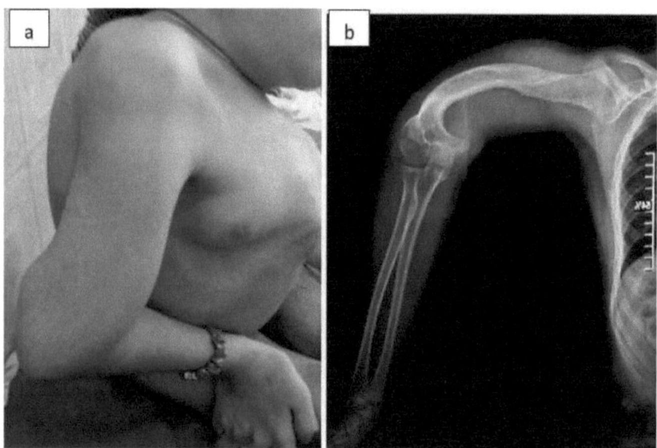

Figura 23: *Deformidade do membro superior [coleção pessoal].*
a- Vista lateral de um braço deformado
b- Radiologia frontal dos dois segmentos ósseos do membro superior

Estas deformações podem ser observadas no úmero e nos dois ossos do antebraço. São causadas por um desequilíbrio entre o crescimento e a incapacidade do osso mole e friável de esticar os músculos circundantes.

No úmero, essas deformidades podem ser orientadas nos diferentes planos do espaço (Figura 23). É importante notar a peculiaridade anatómica da passagem de elementos nobres, nomeadamente do nervo radial, que corre de trás para a frente no terço inferior do úmero.

O nervo radial pode ter uma variação de posição ou um trajeto invulgar nestas deformidades.

Nas formas graves dos dois ossos do antebraço, é frequente encontrar ossos graciosos e torcidos com um canal medular obstruído.

Estas deformações colocam a diáfise em causa numa situação de fraqueza e de tensão, conduzindo a fracturas no vértice das deformações. Cria-se assim um círculo vicioso: fratura - deformação - fratura.

Este círculo vicioso será uma fonte de deformidade, com angulação variável e raio crescente. A sua orientação começará num plano do espaço e tornar-se-á multidirecional, por vezes incompatível com a função do membro.

Casos de pseudartrose da ulna com luxação da cabeça do rádio têm sido relatados na literatura [29]. Podem ser observadas calcificações da membrana interóssea [50].

VII.1.3.1.3. Classificações morfológicas:

O entrelaçamento de fracturas repetidas, a malunião e as deformações de gravidade crescente conduzem a uma obstrução menor ou maior do canal medular.

MOOREFIELD et al [74] propuseram uma classificação radiológica baseada na gravidade das deformidades.

Descreveram três fases de deformação de gravidade crescente:

- Estádio I: discreto, com uma inclinação inferior a 20° e um calibre diafisário quase normal.

- Estádio II: moderado, com uma inclinação entre 20 e 60° e um afinamento diafisário moderado.

- Estádio III: grave, com uma inclinação de mais de 60° e um afunilamento significativo da diáfise.

Esta classificação limita-se a avaliar a extensão de uma deformidade e o calibre da diáfise, sem ter em conta as fracturas associadas, o número e a orientação das deformidades, o estado da diáfise e o impacto destas deformidades na extremidade superior do fémur e na coxa vara.

JUSTIN EASOWW e MALA DHARMALINGAM [75] classificam as manifestações ósseas em três categorias:

- Categoria I: osso fino e córtex gracioso
- Categoria II: osso curto e grosso
- Categoria III: modificação morfológica da bacia

Esta classificação não tem em conta as deformações nem a qualidade do canal medular.

VII.1.3.1.4 Classificação do serviço de cirurgia ortopédica B, CHU Douera; ARGÉLIA :

A nossa análise radiológica baseia-se na presença ou ausência de fracturas, na angulação das deformações, no número de curvaturas e na sua orientação no espaço, no estado de permeabilidade da diáfise e na presença ou ausência de uma coxa vara femoral.

Após a recolha dos resultados, agrupámos as diferentes manifestações ósseas em seis tipos radiológicos de gravidade crescente (Tabela N°07):

Tipo I: Osso sem deformidade, com ou sem fratura.

Tipo II: Osso com uma deformidade simples, ângulo de curvatura inferior a 30°

numa

plano do espaço, com ou sem fratura.

Tipo III: Deformação moderada em dois planos do espaço. Ângulo de curvatura entre 30°-50° com ou sem fratura.

Tipo IV: Deformação grave em vários planos do espaço, ângulo de curvatura principal > 50°, eixo livre, com ou sem fratura.

Tipo V: Deformação grave em vários planos do espaço, ângulo de curvatura principal > 50°, haste diafisária parcialmente obstruída não superior a um terço, com ou sem fratura

Tipo VI: Deformação grave em vários planos do espaço, ângulo de curvatura principal> a 50°, eixo diafisário completamente obstruído, diáfise fina em lâmina de sabre. Presença ou ausência de coxa vara, com ou sem fratura.

Esta classificação foi utilizada aquando da apresentação dos nossos resultados no tratamento de fracturas e deformidades dos membros na osteogénese imperfeita na SOFCOT 2018 .

De um ponto de vista prático, os vários parâmetros radiológicos são importantes para o planeamento da operação.

VII.1.3.2 Deformações da bacia:

As tensões mecânicas exercidas ao longo da vida sobre um osso pélvico frágil serão uma fonte de certas complicações [76] [77].

A curvatura progressiva em varo da extremidade superior do fémur (Figura 24
- a) é comum e pode levar a grandes deformações da coxa vara, resultando
frequentemente em fracturas cefálicas recorrentes. Pode ser complicada por
pseudartrose do colo do fémur [76] [77].

A protrusão acetabular (Figura 24 - b) é mais específica da osteogénese
imperfeita e é uma complicação frequentemente observada nas formas
graves. É progressiva e torna-se importante, podendo levar ao contacto entre
as placas quadrilaterais. A protrusão acetabular limita a mobilidade da anca
[76] [77].

A mobilidade limitada das ancas associada à assimetria pélvica contribuirá
para dificuldades em levantar-se e para o desconforto ao sentar-se e ao
deitar-se. A adução das ancas dificulta o asseio e pode causar dificuldades
sexuais nas mulheres.

Alguns autores [78] [79] descreveram complicações viscerais associadas às
deformidades pélvicas.

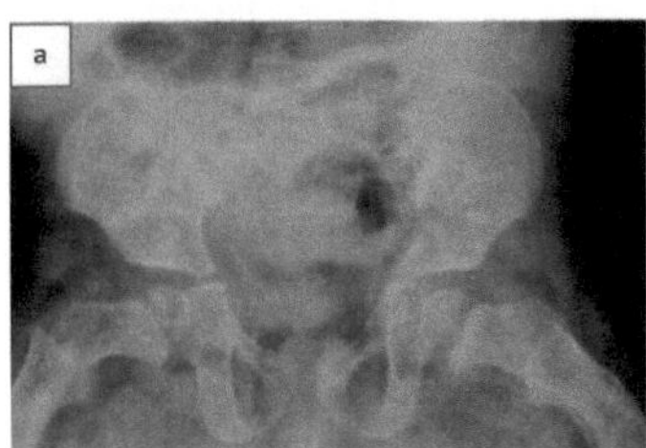
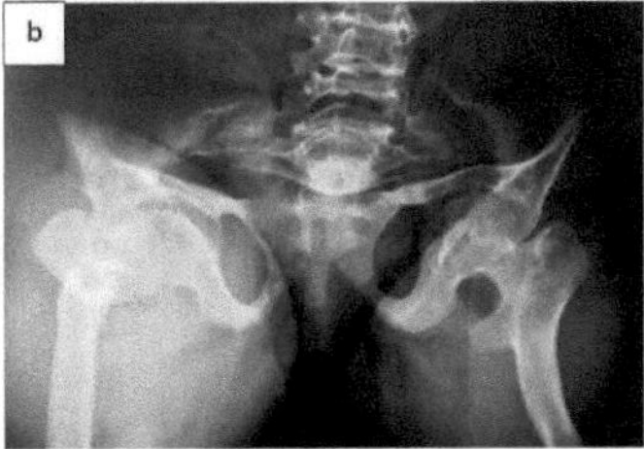

*Figura N°24: Radiografia ilustrando as deformações pélvicas [coleção pessoal] a-
Radiografia da bacia aos 4 anos b- Radiografia da bacia aos 16 anos*

VII.1.3.3 Deformações torácicas:

O tórax é frequentemente deformado, especialmente nas formas graves. As
costelas são horizontais, curvas e frágeis. Os campos pulmonares estão reduzidos
e as vias respiratórias estão desviadas (Figura 25).

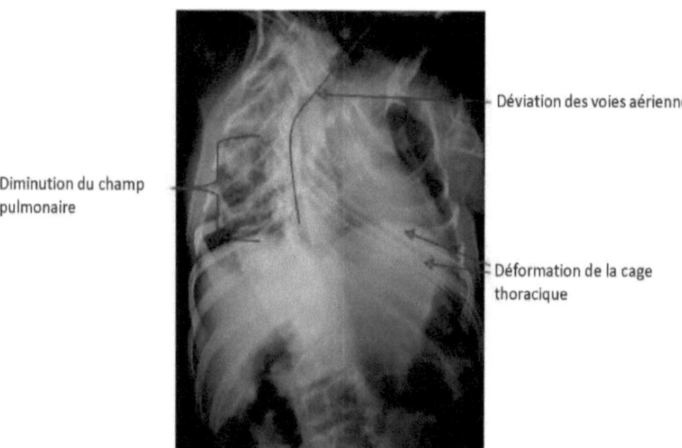

Figura 25: Radiografia do tórax ilustrando as várias lesões torácicas [coleção pessoal].

Existem calos ósseos de diferentes idades e deformações da coluna vertebral, com o esterno saliente. O resultado é um tórax curto, com deformações do tipo pectus excavatum ou carinatum (Figura 26).

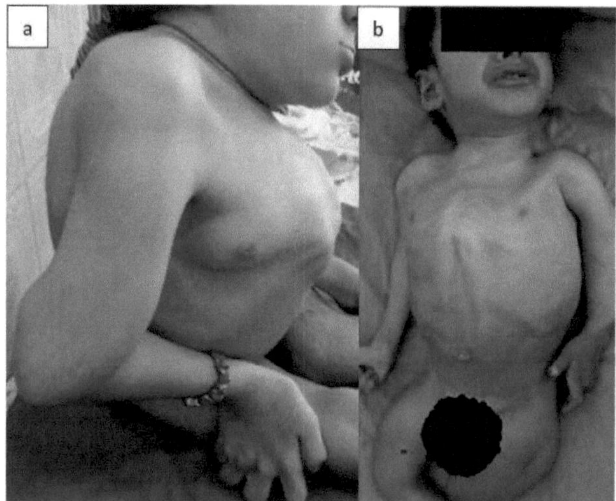

Figura N°26 : Deformidade torácica [coleção pessoal]: a- deformidade dos ossos da mão numa rapariga de 16 anos b- deformidade dos ossos da mão num rapaz de 06 anos

A combinação de deformidade da coluna vertebral e lesão torácica resulta numa grave redução da capacidade respiratória, levando à insuficiência respiratória. Estes problemas respiratórios estão na origem das dificuldades inerentes à anestesia [80].

VII.1.3.4 Deformações da coluna vertebral:

As deformidades da coluna vertebral na osteogénese imperfeita estão relacionadas com a fragilidade óssea, a compressão vertebral, a hiperlaxidez ligamentar e a falha de crescimento. A altura das vértebras é reduzida, resultando em platispondilia [81], [82]. A vértebra pode ser em forma de cunha ou assumir a aparência de uma lente bicôncava. O resultado é uma perturbação da estática da coluna vertebral sob a forma de cifose, escoliose ou cifo-escoliose (Figura 27). Quer se trate de uma escoliose, de uma cifose ou de uma cifo-escoliose combinada com deformações torácicas, a capacidade respiratória é afetada com uma redução da capacidade vital.

A gravidade da deformação da coluna vertebral depende de uma série de factores:
- A gravidade da osteogénese imperfeita.
- Deformações do tórax.
- A idade do doente.
- O grau de colapso vertebral.
- Densitometria óssea
- Hiperlaxamento dos ligamentos.

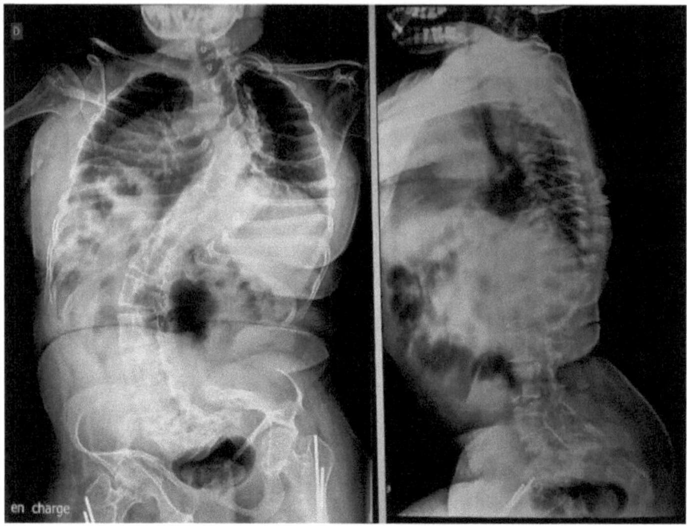

Figura 27: Deformações da coluna vertebral: Cifoescoliose [coleção pessoal].

VII.1.3.5 Deformações do crânio:

A macrocefalia é comum, com alargamento transversal do crânio (uma testa larga e arredondada). Combina uma testa larga e arredondada com um queixo pequeno, dando aos doentes um rosto triangular [15] [18].

Radiologicamente (Figura 28), o crânio apresenta numerosos ossos wolmianos que correspondem a um mosaico de ilhas de ossificação primária no interior do osso membranoso. O occipital pode ser achatado.

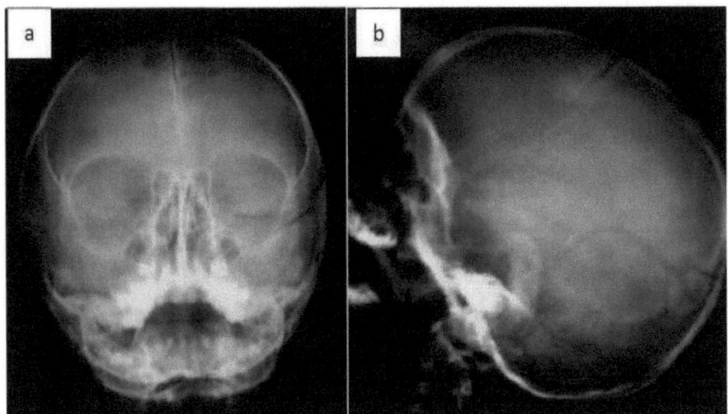

Figura N°28 : *morfologia do crânio [coleção pessoal] : a- Crânio frontal b- Crânio lateral*

A impressão basilar (Figura 29) é uma deformidade que combina um deslocamento para cima do forame magno com o facto de as primeiras vértebras parecerem estar afundadas na cavidade craniana. Trata-se de uma deformidade preocupante, frequentemente observada na adolescência, que provoca cefaleias, reflexos agudos e fraqueza dos membros inferiores [15] [18].

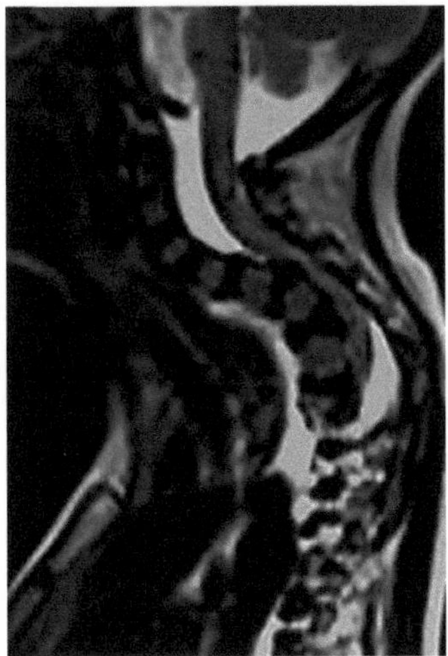

Figura 29: Imagem de ressonância magnética de uma impressão basilar [coleção G. FINIDORI].

VII.1.3.6 Pequena dimensão:

A deficiência de altura é comum na osteogénese imperfeita (Figura 30) e a sua gravidade depende do tipo de osteogénese imperfeita: é normal ou ligeiramente reduzida no tipo I. Pode ser muito grave no tipo III.
A insuficiência estatural pode estar ausente ou ser grave [15], [18], [28].

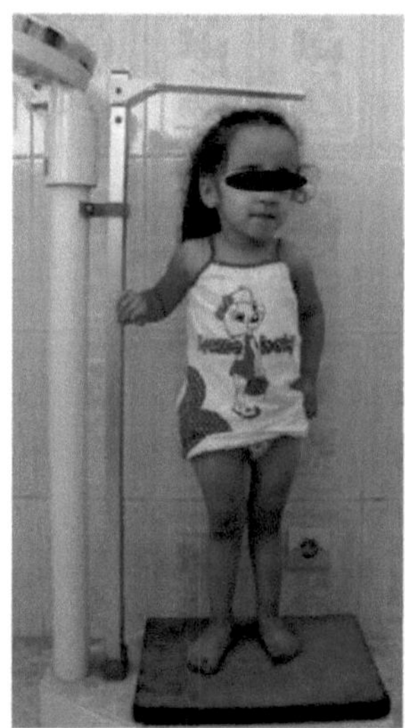

Figura 30: Imagem representativa de uma rapariga de baixa estatura [coleção pessoal].

VII.2 Manifestações extra-esqueléticas :

Foram relatados por numerosos autores [15], [28], [83].

VII.2.1. Azuis escleróticas:

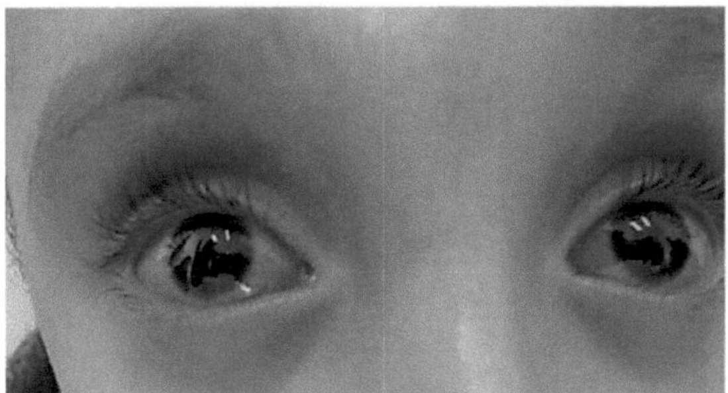

Figura 31: *imagem da esclerótica azul [coleção pessoal].*

A descoloração azulada da esclerótica (Figura 31) é secundária a uma transparência excessiva da esclerótica. Esta descoloração varia em intensidade e desenvolve-se ao longo dos anos.

EDDOWERS foi o primeiro a relatar a relação entre a esclerótica azul e a osteogénese imperfeita. O aspeto da esclera pode ser normal ou fisiológico nos recém-nascidos. Esta manifestação clínica não é específica da osteogénese imperfeita, nem das anomalias do colagénio tipo I [52], [53].

A hipermetropia é frequente [15].

A miopia não está associada à osteogénese imperfeita [18].

VII.2.2. Dentinogénese imperfeita :

A dentinogénese é perturbada (dentinogénese imperfeita), mas a manifestação depende do tipo de osteogénese imperfeita.

É mais visível nos dentes decíduos. Estes dentes são frágeis, de cor âmbar, cinzenta ou amarelo-acastanhada (Figura 32) e abaulados em forma de tulipa ou sino [84] e a radiologia mostra um aspeto obliterado dos canais pulpares [85]. O esmalte e a dentina são frágeis e os dentes desgastam-se rapidamente. A higiene oral e o uso de flúor continuam a ser as medidas preventivas de eleição. O tratamento deve ser efectuado por um médico dentista especializado em dentinogénese.

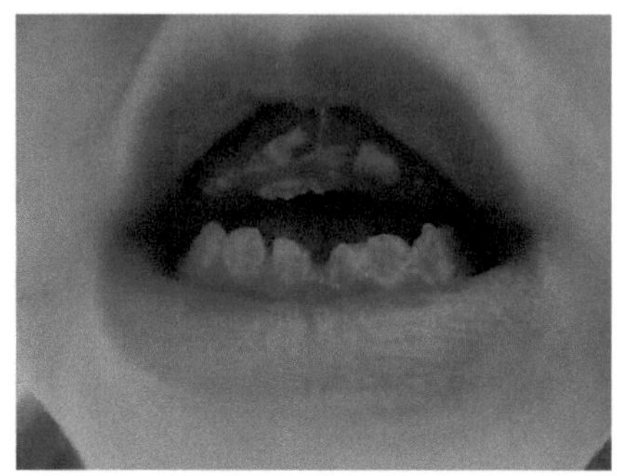

Figura 32: Dentinogénese imperfeita [coleção pessoal].

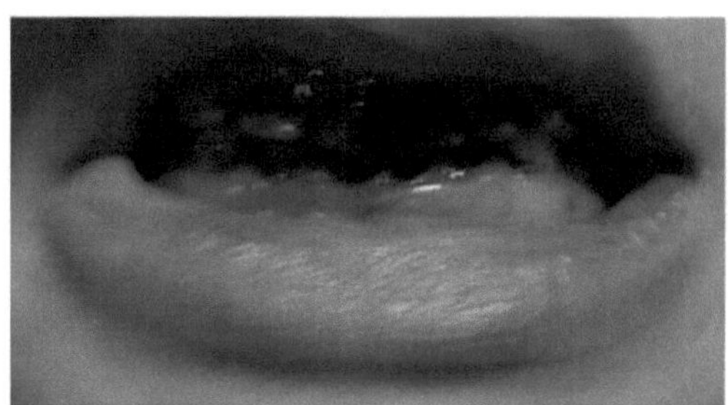

VII.2.3. Laxidez e hiperlaxidez ligamentares:

A hiperlaxidez é quase constante na osteogénese imperfeita e não apresenta quaisquer problemas clínicos. Ocasionalmente, a hiperlaxidez pode comprometer a estabilidade articular (pé plano, recurvatum dos joelhos, etc.) e provocar entorses fáceis.

Pode afetar a posição de pé e a marcha. A hiperlaxidez é um fator agravante nas doenças estáticas da coluna vertebral.

Esta hiperlaxidez pode ser cutânea ou músculo-ligamentar (Figura 33).

Quando a laxidez ligamentar está ausente ou é substituída por contratura articular associada à osteoporose, a síndrome de BRUCK deve ser considerada [86] [87].

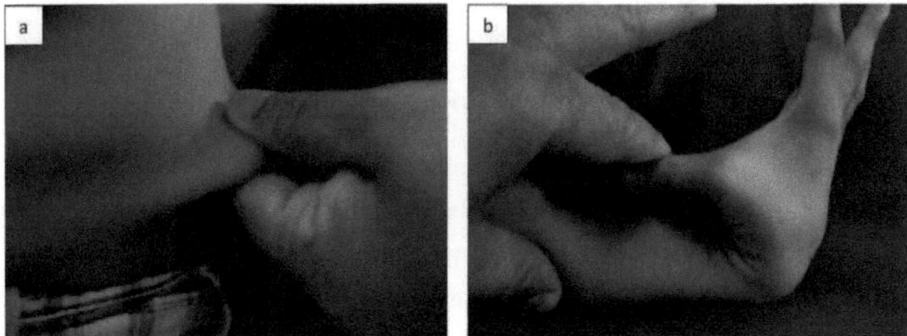

Figura 33: Sinais clínicos de hiperlaxidez [coleção pessoal] a- Hiperlaxidez cutânea b- Hiperflexão do polegar

VII.2.4. Anomalias metabólicas:

Estas anomalias são conhecidas há muito tempo [88]. Estão ligadas a um aumento da taxa metabólica basal, resultando em intolerância ao calor, temperatura corporal basal elevada, transpiração excessiva (hipersudação), taquicardia e taquipneia.

Estes sintomas podem dar origem a receios de hipertermia maligna. A patogénese destas perturbações permanece desconhecida.

Reacções hipermetabólicas de resolução espontânea podem ocorrer durante a anestesia geral, mas sem qualquer aumento do risco de hipertermia maligna, de acordo com alguns autores [89].

VII.2.5. Anomalias cardiovasculares :

As manifestações cardiovasculares são raras. São expressas mais tarde e menos claramente do que nas doenças hereditárias do tecido conjuntivo, como a síndrome de Marfan e a síndrome de Ehrlers Danlos. A deficiência de colagénio tipo I pode levar a lesões valvulares e aórticas [90]. Esta deficiência pode ser a causa de rutura da câmara cardíaca, da aorta e dos vasos sanguíneos cerebrais [91].

Equimoses, hematomas e epistaxes são comuns em crianças com osteogénese imperfeita. A literatura refere a ocorrência de hemorragias cerebrais. Estas perturbações estão relacionadas com a fragilidade das paredes capilares e com perturbações da função plaquetária.

Estas anomalias cardio-circulatórias são mais frequentes na idade adulta, razão pela qual é importante realizar ecografias sistemáticas em doentes com osteogénese imperfeita que entram na idade adulta por volta dos 10 anos de idade, e explorar a função plaquetária no pré-operatório [92].

VII.2.6. Anomalias respiratórias:

Infeção broncopulmonar, pneumonite por inalação, insuficiência respiratória aguda e insuficiência respiratória crónica são complicações que podem ser observadas em crianças com osteogénese imperfeita. A insuficiência respiratória é uma causa frequente de morte na osteogénese imperfeita [93].

Estas complicações respiratórias são secundárias:
- Deformações ósseas na caixa torácica (Figura 34-1), que provocam um desequilíbrio entre a mecânica respiratória e os movimentos musculares.
- Compressão das vias aéreas pelas várias deformações da coluna vertebral e costo-esternais (Figura 34-2).
- Distúrbios neurológicos causados pela compressão bulbar, comuns na osteogénese imperfeita grave na adolescência [94].

Em casos graves, pode haver uma síndrome restritiva devido à redução dos campos pulmonares secundária a deformidades graves da coluna torácica. A capacidade respiratória é reduzida e os campos pulmonares colapsados são por vezes incompatíveis com a vida (Figura 34-3) [95].

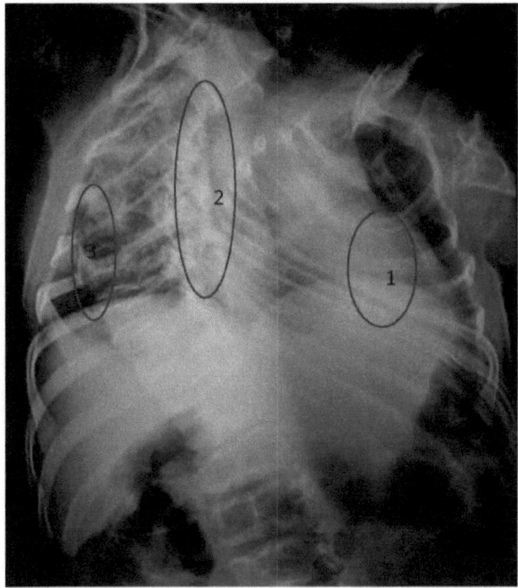

Figura 34: *deformações costo-esternais [coleção pessoal].*
1.   *Deformações das costelas*
2.   *Deformidade do esterno*
3.   *Colapso do campo pulmonar*

VII.2.7. Anomalias auditivas :

A surdez surge em 22 a 58% dos doentes com osteogénese imperfeita, 20% dos quais desconhecem a sua doença. Surge gradualmente. É mais frequentemente bilateral e de aparecimento tardio. O início varia entre os 15 e os 40 anos de idade. Esta surdez pode ser condutiva devido a danos no estribo, neurossensorial ou mista [63], [94].

Alguns autores [96] recomendam o rastreio sistemático aos 10 anos de idade e depois de três em três anos, enquanto outros recomendam o rastreio quando se suspeita de um défice.

O tratamento pode requerer um aparelho auditivo ou cirurgia com um implante coclear [97]. A perda de audição devido a otite serosa em crianças pequenas com osteogénese imperfeita parece ser mais comum do que na população em geral [63].

VII.2.8. Anomalias cutâneas:

A pele é fina, transparente e translúcida. É frequentemente o local de hematomas de rápida disseminação secundários a pequenos traumatismos. A cicatrização é atrófica. A cicatriz tende a alargar-se, assumindo um aspeto atípico de "papel de cigarro" [98].

VII.2.9. Anomalias neurológicas.

Alguns nervos podem ser comprimidos por deformações ósseas, como a impressão basilar. Esta impressão basilar pode levar a cefaleias recorrentes e hiper-reflexia em adolescentes. Esta situação requer uma monitorização regular por RM, por vezes levando mesmo à libertação da medula espinal e à fixação occipito-cervical [99].
A hidrocefalia com dilatação ventricular ocorre em 20 a 30% dos casos. É frequentemente assintomática. Nas raras formas sintomáticas, o desvio do líquido cefalorraquidiano é excecionalmente necessário [99].
Alguns autores [100] referem atrofia cortical, siringomielia e casos raros de epilepsia.
Nos recém-nascidos, pode existir um risco de hematoma subdural ou extradural à nascença.

VII.2.10. Microlitíase renal :

A hipercalciúria está geralmente associada a uma hiperremodelação óssea. A microlitíase renal é causada por esta hipercalciúria. A ecografia renal é recomendada como parte da avaliação inicial de uma criança com osteogénese imperfeita.
[101] .

VII.2.11. Problemas psicossociais :

As crianças com osteogénese imperfeita e as suas famílias estão sujeitas a constrangimentos em termos de educação, de cuidados e de vida social. Estas crianças crescem num contexto particular, marcado por episódios dolorosos (fracturas, hospitalizações, cirurgias e atrasos escolares). Estas crianças sofrem com a forma como a sociedade encara a sua deficiência.
[102] .
O desenvolvimento de deformidades na adolescência perturba a imagem corporal, tornando-a difícil de aceitar para muitas crianças e para as suas

famílias.

As crianças devem recuperar a sua auto-confiança o mais rapidamente possível e regressar rapidamente ao seu ambiente escolar, aos seus espaços de lazer e à sua vida normal [102].

Os pais também têm de enfrentar o diagnóstico da doença e aprender a viver com ela.

Tem de se adaptar a todos os constrangimentos que isso implica:
- Ausência do trabalho para cuidar do seu filho.
- O carácter pesado do tratamento (pediatra, especialista em reabilitação e cirurgião), que obriga a concentrar as consultas numa única consulta multidisciplinar.

O apoio às famílias com osteogénese imperfeita começa com uma boa divulgação de informação e uma boa comunicação entre as várias partes envolvidas [102].

VII.3 Classificações clínicas :

A osteogénese imperfeita é uma patologia com manifestações variáveis e inespecíficas. Vários autores interessaram-se por ela:

VII.3.1. Classificação LOOSER :

LOOSER [103], em 1906, descreveu duas formas de osteogénese imperfeita, dependendo da idade em que ocorreram as primeiras fracturas:
- osteogénese imperfeita congénita ou doença de PORAK e DURANTE, as fracturas podem ser observadas à nascença.
- osteogénese imperfeita tardia ou doença de LOBSTEIN, as fracturas são observadas após o período perinatal.

VII.3.2. Classificação de MAROTEAU :

Pierre MAROTEAU [104] distingue igualmente duas formas: a que começa no período pré-natal e a que é detectada após o nascimento.

Formas de início pré-natal: trata-se de crianças que, desde o nascimento, apresentam fracturas ou deformações dos ossos longos, ou mesmo da coluna vertebral e do crânio. Estas deformações sugerem uma fragilidade óssea durante a vida in utero.

MAROTEAU e a sua equipa [104] distinguem três formas:
- A forma letal.
- A forma grave.
- A forma regressiva.

Formas descobertas após o nascimento: dividem-se em três grupos:
- As formas generalizadas mais completas.
- Formas electivas.
- Formas moderadas.

VII.3.3. Classificação de SILLENCE modificada por GLORIEUX :

A evolução dos estudos clínicos, genéticos, bioquímicos e histológicos tem demonstrado uma diversidade de manifestações desta patologia heterogénea.

A classificação de SILLENCE é a primeira a definir 4 tipos de osteogénese imperfeita. Baseia-se nas manifestações clínicas e no modo de transmissão da doença [52]. GLORIEUX introduziu três outros grupos de doentes com características clínicas genéticas e histológicas distintas. Atualmente, estão definidos 7 tipos de osteogénese imperfeita (Tabela Nº02) [50], [70].

Classification de l'ostéogenèse imparfaite (OI) de Sillence et de Glorieux.	
OI de type I (bénigne)	• Fractures par suite de traumatismes minimes • Sclérotique bleutée • Malformation minime des os longs • Taille normale ou quasi-normale • Possibilité de dentinogenèse imparfaite
OI de type II (mortelle)	• Fractures intra-utérines • Chapelet costal • Sclérotique bleutée • Fémur large et court • Détresse respiratoire • Décès pendant la période périnatale
OI de type III (grave)	• Fractures fréquentes par suite de traumatismes minimes • Sclérotique de couleur variable • Taille extrêmement petite • Grave malformation des membres • Scoliose • Faciès triangulaire • Dentinogenèse imparfaite fréquente
OI de type IV (modérée)	• Fractures par suite de traumatismes minimes • Sclérotique de couleur variable • Taille modérément petite • Malformation modérée des membres • Scoliose • Possibilité de dentinogenèse imparfaite
OI de type V	• Fractures par suite de traumatismes minimes • Sclérotique normale • Calcification de la membrane interosseuse de l'avant-bras ou de la jambe • Bande métaphysaire dense sous la plaque de croissance • Callogenèse hypertrophique par suite de fractures ou de bâtonnets • Intramédullaires • Absence de dentinogenèse imparfaite
OI de type VI	• Fractures par suite de traumatismes bénins • Sclérotique normale • Élévation modérée du taux de phosphatase alcaline • Stries de Looser (pseudofractures) visibles à la radiographie • Absence de dentinogenèse imparfaite • Absence d'os wormiens Plus • Absence de rachitisme
OI de type VII	• Fractures par suite de traumatismes bénins • Sclérotique normale • Absence de dentinogenèse imparfaite • Coxa vara • Rhizomélie (brièveté des racines des membres supérieurs et inférieurs)

***Quadro N°02** : Classificação de SILLENCE e GLORIEUX [52], [70].*

VII.3.4. Classificação de SILLENCE modificada por RAUCH e GLORIEUX :

Os estudos modernos permitiram relacionar as numerosas mutações genéticas, quantitativas ou qualitativas, e ter em conta as mutações dominantes, bem como os numerosos defeitos genéticos e os seus fenótipos [50], [105], (quadro n°03).

Type	Clinical severity	Typical features	Typically associated mutations	Relative incidence*
I	Mild non-deforming OI	Normal height or mild short stature; blue sclera; no DI	Premature stop codon in COL1A1	47%
II	Perinatal lethal	Multiple rib and long-bone fractures at birth; marked deformities; broad long bones; low density of skull bones on x-rays; dark sclera	Glycine substitutions in COL1A1 or COL1A2	–
III	Severely deforming	Very short; triangular face; severe scoliosis; grayish sclera; DI	Glycine substitutions in COL1A1 or COL1A2	18%
IV	Moderately deforming	Moderately short; mild to moderate scoliosis; grayish or white sclera; DI	Glycine substitutions in COL1A1 or COL1A2	27%
V	Moderately deforming	Mild to moderate short stature; dislocation of radial head; mineralized interosseous membrane; hyperplastic callus; white sclera; no DI	unknown	4%
VI	Moderately to severely deforming	Moderately short; scoliosis; accumulation of osteoid in bone tissue, fish scale pattern of bone lamellation; white sclera; no DI	unknown	3%
VII	Moderately deforming to perinatal lethal	Severity ranging from death in first days of life to mild short stature. Short humeri and femora; white sclera; no DI	CRTAP	1%

Tabela N°03: Classificação de Sillence modificada por Rauch e Glorieux [50].

VII.4. Diagnóstico positivo:

O diagnóstico da osteogénese imperfeita baseia-se numa série de factores clínicos, radiológicos e biológicos [28], [63], [94] :

VII.4.1. Diagnóstico pré-natal

O diagnóstico pré-natal da osteogénese imperfeita [66], [106] é frequentemente feito através de ecografia (Figura 35), por vezes auxiliada por radiografia do conteúdo uterino e por novas técnicas de biologia molecular [107], [108], [109].

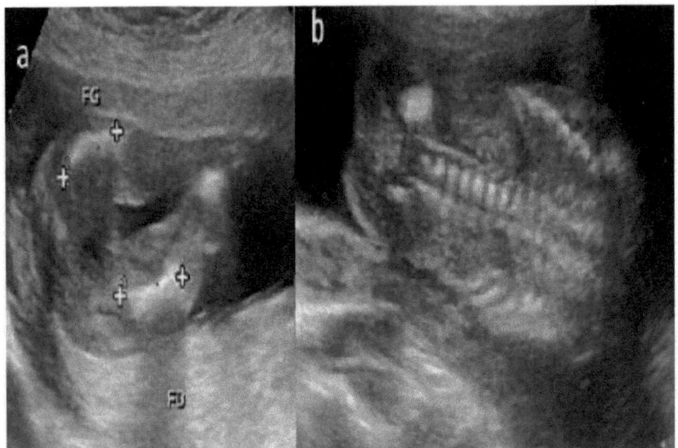

Figura 35: Ecografia pré-natal às 17 semanas de amenorreia [109] a- Fémur curto e curvo
b- Aspeto achatado dos corpos vertebrais

Os vários sinais ecográficos da osteogénese imperfeita estão resumidos na Tabela 4.

Retardo de crescimento intrauterino
Hydramnios
Anomalias do pólo cefálico : - Hidrocefalia. - Macrocefalia. - Deformação cefálica espontânea ou deformação causada pela pressão da sonda de ultra-sons. - Adelgaçamento e fraca ecogenicidade da abóbada óssea. - Deflexão cefálica máxima.
Anomalias torácicas : - Tórax pequeno e estreito. - Redução da sombra acústica da orla costeira. - Fratura e calo ósseo.
Anomalias dos membros : - Nanismo: evidente e precoce no tipo L, menos marcado nos tipos R e S. - Fracturas e calosidades ósseas. - Deformidade acentuada dos membros. - Redução da sombra acústica dos ossos longos.

Tabela N°04: Sinais ultra-sonográficos da osteogénese imperfeita [109].

As radiografias do conteúdo uterino (Figura 36) confirmam a fraca mineralização dos ossos longos e do crânio, com uma ausência máxima de visualização do esqueleto fetal, fracturas, calosidades ósseas, deformações e o aspeto em bambu das costelas. A interpretação das imagens continua a ser difícil e deve ser efectuada por um especialista.

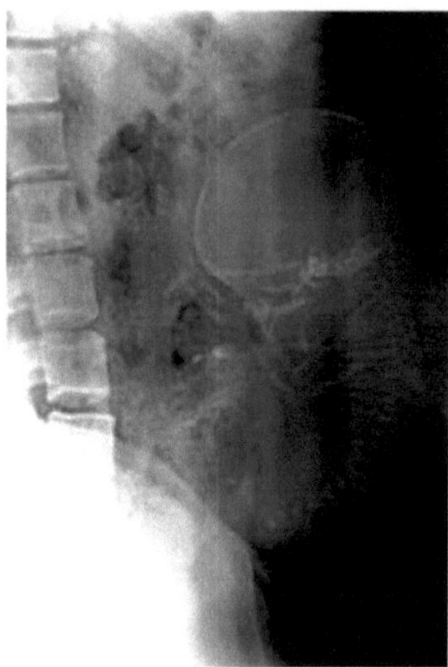

Figura N°36: *Radiografia do conteúdo uterino às 38 semanas de gestação (feto com osteogénese imperfeita) [108].*

A biopsia trofoblástica é um exame efectuado entre as 11 e as 14 semanas de amenorreia. É utilizada para diagnosticar a osteogénese imperfeita: quer através da análise bioquímica do colagénio tipo I, sintetizado pelos fibroblastos das vilosidades coriónicas, quer através da análise do ADN fetal por biologia molecular [110].

VII.4.2. Diagnóstico pós-natal

VII.4.2.1 Argumentos clínicos:

O exame clínico deve ser completo, combinando uma história policial que investigue as características evolutivas das fracturas e os seus mecanismos com um exame morfológico completo (Figura 37).

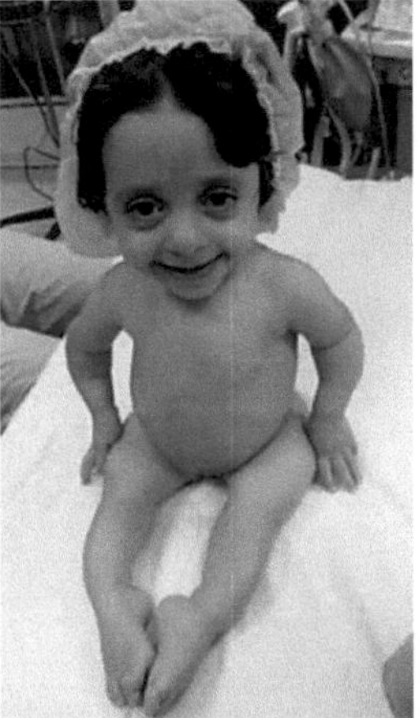

Figura N°37 : *Aspeto morfológico da osteogénese imperfeita. [Coleção pessoal].*

O diagnóstico é clínico [28], [63], [94], e é fortemente sugerido pela associação :

> ➢ Fracturas fáceis, frequentes, repetidas e múltiplas, de diferentes idades, na sequência de traumatismos benignos (Figura N°38).

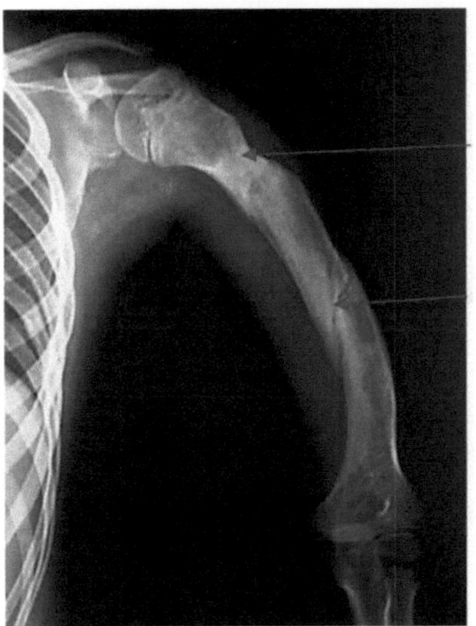

> ➤ Sinais menores e inconstantes que variam de um paciente para outro:

- Esclerótica azulada: trata-se de um sinal inespecífico. A sua ausência não exclui a osteogénese imperfeita.

- A dentinogénese imperfeita é comum. As radiografias dos canais pulpares podem ajudar no diagnóstico.

- Deformações (curvatura dos ossos longos, protrusão torácica, cifoescoliose).

- Mudança progressiva de estatuto.

- Pele transparente e frágil, fácil de magoar.

- Fragilidade vascular.

- Hiperlaxidez e entorses múltiplas.

- Perda de audição (excecional nas crianças, presente em cerca de 50% dos adultos). Estes argumentos serão reforçados pela presença dos mesmos sintomas num familiar de primeiro grau (pais, irmãos e irmãs).

VII.4.2.2 Argumentos radiológicos e densitométricos :

O exame radiológico deve incluir, pelo menos, radiografias frontais e laterais do crânio, dos ossos longos, da coluna dorsolombar e do rebordo costal. A radiografia deve centrar-se na deformidade mais significativa (Figura 39).

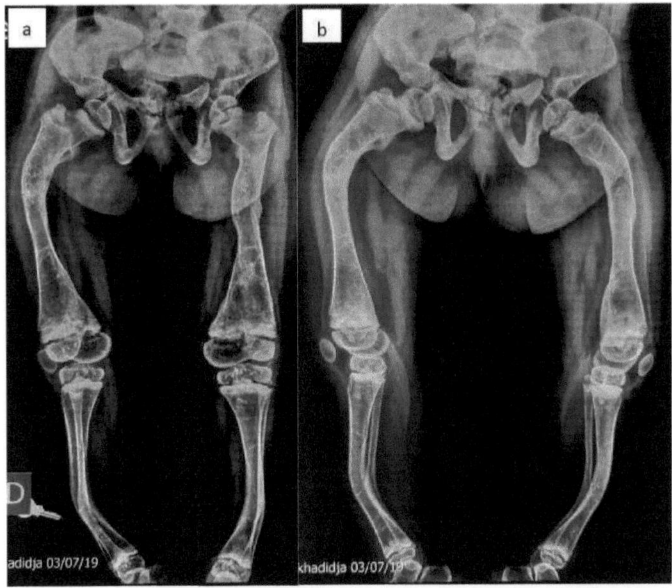

Figura 39: Radiografia mostrando deformidades ósseas nos membros inferiores [coleção pessoal] a- Vista frontal b- Vista lateral

Outras radiografias podem ser orientadas clinicamente.

A avaliação radiológica irá procurar :

- Osso grácil, osteoporótico, córtex fino e transparente.
- Fratura diafisária recente ou fratura de diferentes idades, sequelas de fratura, por vezes aposição periosteal nos ossos longos, mas também laceração metafisária (olécrano - tuberosidade anterior da tíbia).
- Platyspondyly, compressão vertebral e cifoescoliose
- Curvaturas e deformações diafisárias. O seu número e a extensão das curvaturas devem ser avaliados.
- O estado do veio, que pode estar livre ou parcial ou totalmente obstruído.

- A presença ou ausência de calo hipertrófico, sinais de consolidação tardia e presença ou ausência de pseudartrose.
- Uma bacia deformada com coxa vara femoral com ou sem protrusão

acetabular.

- Deformações das costelas e do esterno; nas formas graves, uma grande deformação do tórax.

- Crânio curto, transversalmente alargado e ossos semelhantes a vermes.

- Calcificações em pipoca (Figura 40): são calcificações intra-ósseas resultantes de fragmentação microtraumática e maturação desordenada da placa de crescimento. Ocorrem nas regiões metafisárias e epifisárias junto ao joelho (extremidade inferior do fémur e extremidade superior da tíbia). Podem contribuir para a deficiência de crescimento do fémur e para a discrepância do comprimento da perna [111], [112].

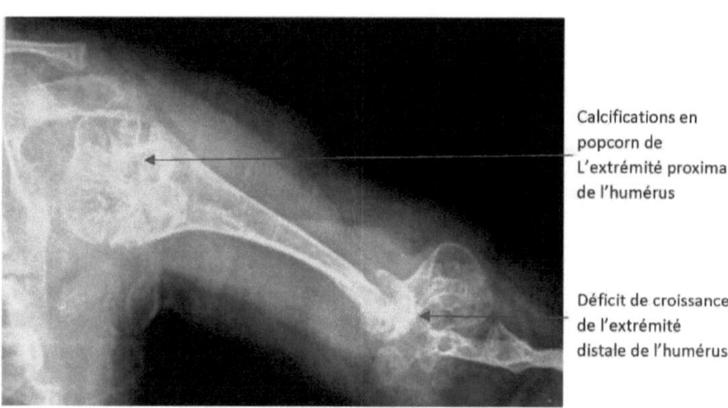

Figura N°40 : *Calcificação em pipocas da placa de crescimento do úmero [coleção pessoal].*

- Bandas metafisárias densas: são estrias hiperdensas localizadas nas zonas metafisárias. Estão presentes em crianças tratadas para a osteogénese imperfeita com bifosfonatos e na osteogénese imperfeita de tipo V, independentemente do tratamento (Figura 41).

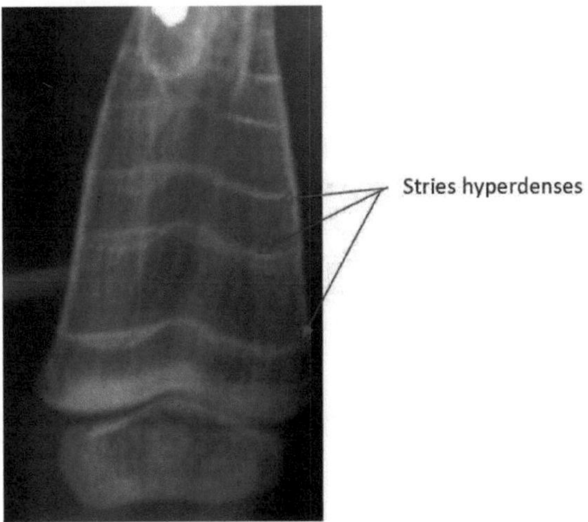

Figura 41: *Bandas metafisárias densas [coleção pessoal].*

- Calo hipertrófico e calcificação da membrana interóssea (Figura 42).

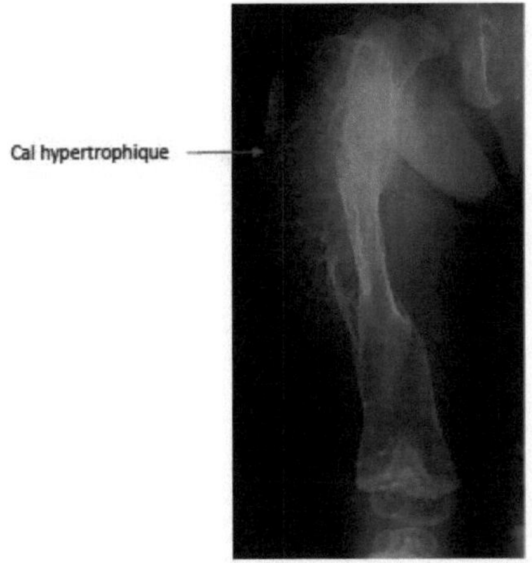

Figura N°42 : Radiografia do fémur com calo hipertrófico [Coleção pessoal].

As radiografias podem ser difíceis de realizar devido à extensão das deformações e ao risco de provocar fracturas em ossos frágeis.

Densitometria óssea :

A densitometria óssea com absorciometria de raios X de dois fótons (DEXA) é atualmente o método ideal para detetar uma densidade mineral óssea reduzida.

A DMO pode ser sugerida após 5 anos. Mostra uma diminuição da densidade mineral óssea correlacionada com o sexo e a idade. O Z-score é considerado em crianças.

A densitometria óssea (DMO) pode confirmar a desmineralização óssea, mas não é necessária para o diagnóstico da osteogénese imperfeita. No entanto, é um meio eficaz de monitorizar o tratamento médico na osteogénese imperfeita [15] [18] [63].

VII.4.2.3. Argumentos biológicos :

- **Equilíbrio fosfocálcico :**

Na maioria dos casos, o teste fosfocálcico é normal. É um teste que pode ser utilizado para excluir outras causas de osteopatia frágil, como a hipofosfatasia, o raquitismo metabólico e a doença de Paget.

- **Outros testes biológicos:**

A medição de marcadores de reabsorção e reconstrução óssea no soro pode ajudar no diagnóstico da osteogénese imperfeita [113].

Os marcadores de formação óssea mais frequentemente medidos são :

- Fosfatase alcalina, osteocalcina, propeptídeo C-terminal (carboxi) e propeptídeo N-terminal (amino) do procolagénio I.
- Os marcadores de reabsorção óssea mais frequentemente medidos são a hidroxiprolina e as moléculas de ligação do colagénio e os seus telopeptídeos (piridinolina e desoxipiridinolina).

- **Genética e bioquímica molecular:**

Os estudos moleculares só podem ser efectuados após uma consulta genética especializada. Está indicado durante a investigação genética de familiares portadores de osteogénese imperfeita e durante o aconselhamento genético de pais que pretendam procriar. Este estudo molecular é atualmente realizado por um painel NGS (Next Generation Sequencing): sequenciação orientada de 19 genes e/ou por PCR Multiplex (reação em cadeia da polimerase) em laboratórios especializados [23], [63].

Estes estudos são longos, dispendiosos e ainda não são perfeitamente sensíveis. Continua a existir um problema de interpretação das variantes e de falsos negativos [23], [63].

A dissecação genética dos genes envolvidos na osteogénese imperfeita alargou os nossos conhecimentos sobre a biologia do esqueleto e da mineralização óssea. Abriu novas vias terapêuticas, como no caso de certas formas que não são sensíveis aos bifosfonatos, e como demonstram os estudos sobre o tratamento da osteogénese imperfeita guiado pelo genótipo [64].

VII.5. Diagnóstico diferencial :

A osteogénese imperfeita pode ser confundida com uma série de patologias. Esta confusão pode variar consoante a idade.

VII.5.1. Durante a gravidez :

No caso de uma fratura, o diagnóstico é muito mais favorável à osteogénese imperfeita. No entanto, se os fémures forem curvos, o diagnóstico de osteogénese imperfeita deve ser distinguido da displasia compomélica e da síndrome de STUVE e WIDEMANN. Neste caso, a presença de deformidade do crânio visível na ecografia é um forte argumento a favor da osteogénese imperfeita [15], [18].

VII.5.2. À nascença :

VII.5.2.1 Hiperfosfatasia:

A hiperfosfatasia ou "doença de Paget juvenil" caracteriza-se por uma renovação óssea extremamente elevada. Os níveis séricos de fosfatase alcalina são muito elevados. A fragilidade óssea é grave, com diáfises grandes. A hereditariedade autossómica recessiva está ligada a uma mutação no gene TNFRSF11B [18].

VII.5.2.2 Hipofosfatasia:

A expressão clínica da hipofosfatasia é muito variável: morte neonatal (ausência de desmineralização óssea) ou fracturas patológicas em adultos, indicando uma fragilidade óssea moderada a grave. Os níveis séricos de fosfatase alcalina são muito baixos, assim como a presença de fosfoetanolamina na urina. A transmissão autossómica dominante ou recessiva deve-se a uma mutação no gene ALPL.

A osteogénese imperfeita pode também ser confundida com hiperparatiroidismo, mucolipidose e displasia com gracilidade óssea [18].

VII.5.3. Na infância :

VII.5.3.1 Síndrome de SILVERMAN:

A síndrome da criança maltratada é a causa mais comum de fracturas, especialmente no primeiro ano de vida [114].

O diagnóstico diferencial é difícil quando a fragilidade óssea familiar é desconhecida. Existe o risco de que o diagnóstico de uma criança maltratada seja ignorado, ou que a osteogénese imperfeita seja negligenciada e que sejam tomadas medidas legais contra pais inocentes.

A densitometria óssea e a análise do colagénio tipo I podem por vezes contribuir para o diagnóstico.

VII.5.3.2 Osteoporose primária em crianças:

VII.5.3.2.1. Osteoporose idiopática juvenil:

A osteoporose idiopática juvenil é uma osteoporose transitória não hereditária em crianças, sem sinais extra-esqueléticos. Afecta rapazes e raparigas com idades compreendidas entre os 7 e os 12 anos. A recuperação espontânea ocorre após 3 a 5 anos. Podem persistir deformidades da coluna vertebral e incapacidade funcional grave [115].

VII.5.3.2.2. Síndrome de osteoporose - pseudoglioma:

Caracteriza-se por baixa massa óssea, fracturas frequentes, deformações dos membros, hiperlaxidez ligamentar e baixa estatura.

As lesões oculares (pseudo-gliomas da retina, glaucoma e hiperplasia do corpo vítreo) são específicas da doença. Provoca uma deficiência visual grave. Esta síndrome é autossómica recessiva e está associada a mutações no gene LRP5. [116], [117].

VII.5.3.2.3. Síndrome de COLE-CARPENTER:

É uma doença de transmissão desconhecida e de defeito genético, caracterizada por osteoporose e fragilidade óssea grave, baixa estatura, hidrocefalia, cranioestenose levando a acrocefalia e exoftalmia [118].

VII.5.3.2.4. Displasia fibrosa panostótica:

Esta é a forma extrema da displasia fibrosa poliostótica. Está associada a uma mutação somática no códão 201 do gene que codifica o

GNAS. A gravidade da fragilidade e deformidade óssea e a baixa estatura assemelham-se clinicamente à osteogénese imperfeita tipo III.

Na radiologia, as lesões ósseas são irregulares e a estrutura óssea é irregular. Os baixos níveis de fósforo no sangue, normais em doentes com osteogénese imperfeita, são típicos da displasia panostótica [15], [18], [51], [56].

VII.5.3.2.5. Síndrome de BRUCK:

Esta síndrome combina osteoporose variável, fragilidade óssea, artrogripose e, por vezes, pterigia dos membros (Figura 43). É herdada de forma autossómica recessiva. Alguns casos estão ligados a uma mutação no gene que codifica uma proteína com atividade lisil hidroxilase, que é deficiente [119].

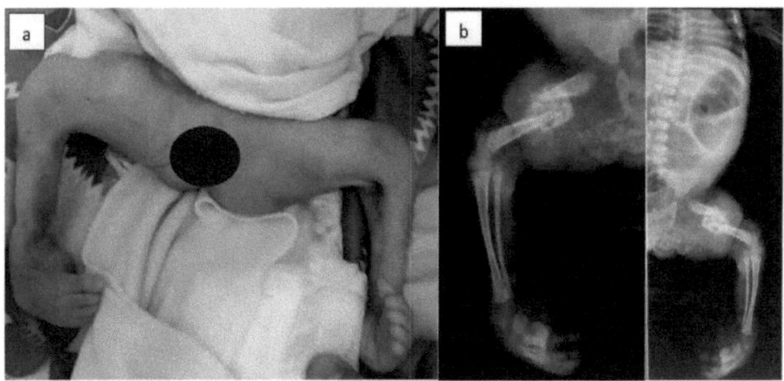

Figura N°43 : Síndrome de BRUCK a- Aspeto morfológico b- Aspeto radiológico

VII.5.3.3 Desmineralização secundária :

Estas desmineralizações podem ser iatrogénicas (corticosteróides, heparina, metotrexato, quimioterapia, anticonvulsivantes), relacionadas com deficiências (deficiência de vitamina D, deficiência de cobre....), devido a raquitismo resistente às vitaminas, de origem endócrina (diabetes de tipo I, hipotiroidismo, hipogonadismo, doença de Cushing), de origem digestiva (diabetes mellitus), ou devido a uma combinação destes factores.

doença celíaca, doença inflamatória crónica do intestino, má absorção intestinal), de origem nefropática, hemopática, leucémica e outros cancros.

O calo hipertrófico na osteogénese imperfeita tipo V pode ser confundido com um osteossarcoma [70], [120], [121].

VIII. CUIDADOS MÉDICOS:

A osteogénese imperfeita deve ser gerida por uma equipa multidisciplinar especializada, coordenada por um centro de referência competente.

Durante o período pediátrico, organiza-se essencialmente em torno do pivot central:

- Cirurgiões ortopédicos (tratamento de fracturas e deformações dos membros e da coluna vertebral).
- Pediatra (tratamento da dor crónica ou pós-fratura e tratamento médico principalmente com bifosfonatos).
- O especialista em medicina física e reabilitação (reeducação, adaptação).
- O geneticista (investigação genética e aconselhamento).

São muitos os profissionais de saúde envolvidos no tratamento global dos doentes: O anestesista, o especialista da dor, o otorrinolaringologista, o pneumologista, o reumatologista, o radiologista, o cardiologista, o neurocirurgião, o cirurgião dentário, o estomatologista, o massagista-fisioterapeuta, o ortoprotésico e o protésico dentário, o terapeuta ocupacional, o psicólogo e o assistente social.

VIII.   1. Educação familiar e parental :

A assistência à família e à criança doente deve ser o primeiro passo na gestão multidisciplinar [122], [123].

Desde o nascimento, os pais devem ser informados sobre a doença, os métodos terapêuticos disponíveis e receber formação sobre o comportamento a adotar em relação ao seu filho. Devem aprender a posicionar, manusear e transportar o seu bebé.

O manuseamento deve ser delicado, evitando todos os gestos proibidos que possam provocar fracturas.

O posicionamento deve promover o alinhamento da criança através da utilização de cunhas flexíveis.

Precisa de :

- Utilize um apoio de cabeça que alivie a pressão sobre as zonas cefálicas para evitar a braquicefalia e a plagiocefalia.
- Coloque as crianças em posição supina, protegendo-as com rolos de pano para manter o tronco direito e evitar deformações torácicas e

da coluna vertebral.

- Dê prioridade ao alongamento dos membros inferiores para proteger a criança de uma flexão viciosa da anca.
- Coloque a cadeira auto na horizontal e desloque as crianças em carrinhos de bebé colocados na horizontal.
- Assegure a higiene do seu filho dando-lhe banho numa banheira normal para bebés, com a criança estabilizada no interior por cunhas nos lados.

No que diz respeito ao vestuário, deve utilizar algodão, uma vez que a utilização de vestuário sintético aumenta a transpiração destas crianças, o que pode ser uma fonte de desequilíbrio hidroelectrolítico.

Ensine os pais a desenvolver o lado cognitivo dos seus filhos, estimulando-os com jogos e actividades adequadas.

Numa idade um pouco mais avançada, os pais devem ser treinados para gerir a dor, imobilizar uma fratura, estimular a atividade física do doente e manter as consultas multidisciplinares.

No que diz respeito às crianças, é necessário ensiná-las a viver com a sua condição, a evitar movimentos intempestivos que possam causar fracturas e a praticar uma atividade física adequada para preservar o seu capital muscular e ósseo. É necessário tranquilizá-las e tranquilizá-las estimulando a atividade física.

Precisa de aprender a combater a dor, a manter a mobilidade das articulações e a dominar técnicas de transferência e de movimento seguras. É mais sensato restaurar a sua autoconfiança, estimulando-o a praticar uma atividade física regular e adequada, envolvendo-o em actividades sociais e escolares e introduzindo-o nos círculos sociais como uma criança de pleno direito. A auto-confiança é a única garantia da sua adesão ao tratamento, para que possa usufruir de uma melhor qualidade de vida.

VIII. 2. Reeducação e reabilitação funcional:

O objetivo da medicina física e de reabilitação é melhorar as capacidades funcionais dos doentes que sofrem de osteogénese imperfeita. Está indicada para todas as formas de osteogénese imperfeita e é o único tratamento para as formas ligeiras.

Combina o trabalho em centros de reabilitação especializados e o apoio de fisioterapeutas locais [63] [122], [123], [124].

Os objectivos da reabilitação são: prevenir a perda óssea causada pela imobilidade, reforçar os músculos em geral, otimizar a independência funcional e assegurar a autonomia, a socialização e a qualidade de vida.

A reeducação deve ajudar as crianças que sofrem de osteogénese imperfeita a manterem-se de pé, permitindo-lhes ter uma boa troficidade muscular, uma melhor forma de compensar a fragilidade do esqueleto.

A fisioterapia respiratória é essencial, sobretudo para os doentes com perturbações do desenvolvimento torácico e espinal com lesões intrínsecas do parênquima pulmonar.

As ortóteses desempenham um papel limitado no tratamento da OI. São utilizadas para estabilizar articulações frouxas (por exemplo, o tornozelo e as articulações subtalares) e para prevenir deformações e fracturas progressivas [63] [122], [123], [124].

A imobilização prolongada é contra-indicada, pois é uma fonte de perda óssea. Deve ser ligeira e de curta duração. Pode ser feita com gesso, de preferência com resina, e ainda melhor com resina flexível.

A imobilização com gesso, resina ou ortóteses deve ser adaptada ao estado funcional do doente. Estes dispositivos podem ser utilizados como meio de apoio pós-operatório, como equipamento de apoio durante a reabilitação e como meio de proteção durante o transporte do doente.

É mais importante fornecer auxiliares de marcha, cadeiras de rodas especializadas e dispositivos de adaptação ao domicílio para melhorar a mobilidade e a funcionalidade do doente em casa.

É importante recordar o papel da reeducação pós-operatória, que consiste em apoiar o doente de forma precoce, protegida e progressiva. Deve assegurar uma reabilitação funcional efectiva e de duração ilimitada, única garantia de autonomia funcional. O grau desta autonomia determinará a integração social [63] [122], [123], [124].

A reabilitação deve centrar-se em "FAZER O PACIENTE MOVER-SE", qualquer que seja a forma da patologia. É preciso trabalhar a marcha, o reforço muscular e a proprioceptividade. A criança deve ser treinada para fazer exercício nas consultas "Desporto e Deficiência" para adaptar a atividade desportiva ao doente [125].

A utilização de certas máquinas, como a Whole Body Vibration, aumenta a massa muscular e óssea [126].

VIII.   3. Tratamento médico:

Na osteogénese imperfeita, argumenta-se que existe um desequilíbrio entre a formação e a reabsorção óssea. A formação óssea insuficiente e a estreita relação entre osteoblastos e osteoclastos levam a um aumento secundário da reabsorção óssea [26], [50]. O resultado é um aumento do risco de fratura a partir da infância, que tem de ser prevenido e tratado. Existem vários tratamentos disponíveis para reduzir o risco de fratura, quer reduzindo a atividade osteoclástica, quer estimulando a atividade osteoblástica.

Atualmente, não há provas de que estas moléculas previnam as deformações dos ossos longos ou retardem a progressão das deformações da coluna vertebral.

As moléculas mais frequentemente utilizadas são os bifosfonatos (Aredia, Actonel, Fosamax, Bonviva, Aclasta).

Os bisfosfonatos (BP) foram introduzidos em 1987 por NAGANT DE DEUXCHAISNES e DEVOGLAER [8], que os ofereceram a uma criança que sofria de osteogénese imperfeita com o objetivo de aumentar a densidade e a massa óssea para prevenir fracturas. Este composto tinha-se revelado eficaz no tratamento da osteoporose pós-menopáusica e da osteoporose induzida pela cortisona, com efeitos encorajadores. Desde então, foram efectuados vários estudos sobre este composto [8].

Os BPs são análogos dos pirofosfatos, com a ligação P-O-P substituída por uma ligação P-C-P. Os BPs mais recentes têm um átomo de azoto numa cadeia lateral, como o pamidronato, o neridronato, o risedronato ou o zoledronato, que inibem a via metabólica do mevalonato, reduzindo assim a reabsorção óssea através da redução da atividade osteoclástica e da aceleração da apoptose osteoclástica.

A molécula PB não cura a doença, mas actua reduzindo a reabsorção óssea, o que permite a densificação óssea. A sua administração requer uma avaliação clínica, radiológica, densitométrica e biológica antes de cada curso de tratamento [127].

Desde o primeiro estudo realizado por GLORIEUX em 1998 [128], o tratamento anti-reabsortivo da osteogénese imperfeita com bifosfonatos (BP) tornou-se a única opção de tratamento farmacológico para a osteogénese imperfeita moderada a grave.

Numerosos estudos posteriores [128], [129], [130] demonstraram o efeito positivo da BP na densidade mineral óssea (DMO). Recentemente, dois estudos demonstraram uma redução das fracturas em crianças pequenas, preservando simultaneamente o seu crescimento linear [129], [130] [131]. Em todos os casos, é necessário um nível adequado de vitamina D (25(OH) D3) para uma boa resposta ao PB [132], [133].

Regra geral, os BPs são bem tolerados, mas a sua administração pode ser acompanhada por uma série de efeitos indesejáveis que não são totalmente isentos de risco (Tabela 5).

Categoria	Efeito indesejável	Prevenção / tratamento
Aguda, imediatamente após a infusão	hipocalcemia	Ingestão diária adequada de cálcio e vitamina D. 0-6 anos: 500mg Ca. Após 6 anos/ 100mg Ca
Aguda, 24 a 48 horas após a primeira dose	Síndrome gripal	Paracetamol 15-20 mg /kg/dose a cada 6 horas
	Broncoespasmo em bebés com menos de um ano de idade	Monitorização, salbutamol
Ossos	Distúrbio de remodelação	
	Possíveis efeitos adversos no crescimento ósseo	
	Redução das remodelações	
	Possível atraso no processo de cicatrização das fracturas	
outros	Aumento de peso	
	Uveíte	
	Insuficiência renal após doses elevadas de bifosfonatos	
	Gravidez: influência no feto	Testes de gravidez para raparigas e mulheres após a menarca, contraceção
	Osteonecrose do maxilar	Provavelmente não é significativo na osteogénese imperfeita

Tabela N°05: Efeitos adversos do tratamento com bifosfonatos [27].

A decisão de iniciar o tratamento com bisfosfonatos baseia-se em argumentos clínicos e/ou radiológicos e não na densitometria. O tratamento com bisfosfonatos é discutido nos casos em que houve pelo menos duas fracturas, em locais diferentes, no ano anterior, tais como compressão vertebral com ou sem distúrbios estáticos da coluna vertebral (escoliose ou cifose); ou em formas neonatais graves, particularmente em crianças com fracturas pré e perinatais. A decisão de interromper o tratamento deve ser discutida pelo menos uma vez por ano, se possível durante as consultas multidisciplinares.

Nenhum bifosfonato tem autorização de comercialização para crianças com osteogénese imperfeita. A decisão de tratamento com bisfosfonatos e o seu lugar na estratégia terapêutica deve ser tomada após uma consulta médica e cirúrgica que envolva ortopedistas, médicos especialistas em patologias ósseas, médicos especialistas em medicina física e de reabilitação e endocrinologistas pediátricos.

Atualmente, a duração recomendada do tratamento é de 2 a 4 anos, dependendo da gravidade da osteogénese imperfeita e da estabilidade do estado clínico e da densidade óssea [23] [26], [27], [63].

A indicação para tratamentos de manutenção basear-se-á nas alterações da densitometria óssea, nos marcadores de remodelação óssea e na incidência de fracturas [23] [26], [27], [63].

O tratamento do PB é discutido durante a cirurgia. De acordo com alguns autores [134], a BP deve ser descontinuada uma semana antes da cirurgia e até que o calo de consolidação seja visualizado.

Os BPs são incriminados na densificação significativa do osso, uma fonte de osteopetrose iatrogénica (Figura 43-a) com o risco de rigidez óssea e fracturas, distúrbios de remodelação e consolidação tardia de fracturas e osteotomias ou mesmo pseudartrose (Figura 43-b). É aconselhável manter a cirurgia fora dos períodos em que a BP está a ser tomada [28], [135], [136].

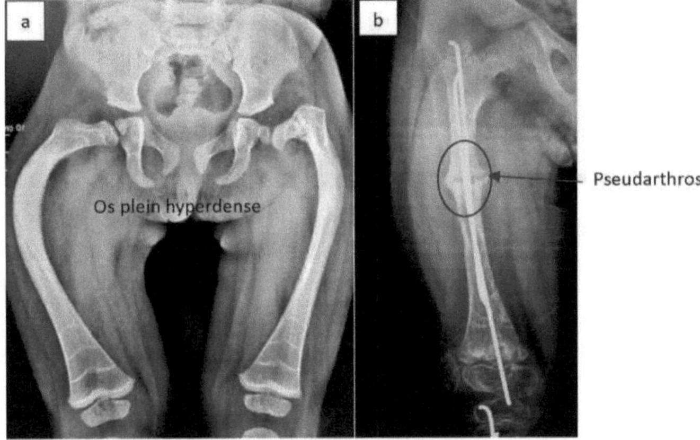

Figura 44: Complicações ósseas secundárias ao tratamento com BP a- Osteopetrose iatrogénica b- Pseudartrose

Graças ao desenvolvimento da investigação atual, estão a ser introduzidas outras moléculas:

O denosumab (anticorpo monoclonal anti-RANK ligante; prolia) foi introduzido em certas formas recessivas de osteogénese imperfeita que respondem mal ao PB. Esta molécula reduz a frequência das fracturas, aumenta a densidade mineral óssea e melhora a mobilidade dos doentes [65].

Os estimuladores da formação óssea, como a teriparatida (Forsteo), e outras moléculas, como a anticatepsina K, que é um reabsorvente ósseo, ou o anticorpo anti-esclerostina, estão a caminho. Este último, graças ao seu potencial para aumentar dez vezes a remodelação óssea, reduzindo a reabsorção e estimulando a formação óssea. Esta molécula é um candidato ideal para o tratamento da osteogénese imperfeita [23].
Para estas novas moléculas, não há dados suficientes para dizer se reduzem o risco de fratura; no entanto, os estudos em ratos são muito promissores [136].
Outras terapias genéticas e celulares (transplantes de medula) são métodos modernos que estão atualmente a ser avaliados [137].
A medicina do futuro permitir-nos-á escolher a molécula mais adaptada à mutação genética. Se o doente sofre de osteogénese imperfeita, em que a

via de formação óssea é a principal responsável pela fragilidade óssea, proporemos um tratamento que a estimule [64].

VIII. 4. Anestesia em cuidados intensivos :

O tratamento anestésico de crianças com osteogénese imperfeita continua a ser difícil. Pode levar a complicações graves.

Devido à fragilidade dos ossos, as manobras intra-operatórias, como os movimentos bruscos, as manobras de entubação e até a braçadeira utilizada para medir a tensão arterial, expõem os doentes ao risco de fracturas. Além disso, para além dos ossos, a osteogénese imperfeita afecta todos os órgãos, pelo que existe também um risco de descompensação respiratória, cardíaca e hemorrágica nestes doentes.

Por conseguinte, todos os procedimentos anestésicos devem ser preparados com antecedência e as funções respiratória e cardíaca devem ser exploradas:

- A investigação respiratória, utilizando pelo menos uma prova de função respiratória, é útil nas formas moderadas e graves de osteogénese imperfeita com grandes deformações torácicas e vertebrais. Deve ser efectuado a partir dos 5 anos de idade em todas as crianças com compressão vertebral.
- A ecografia cardíaca é geralmente necessária em doentes com idade igual ou superior a 10 anos.

O exame biológico deve incluir uma dupla determinação do grupo sanguíneo, uma fórmula de contagem sanguínea, um exame da hemostase com um analisador da função plaquetária para determinar o tempo de oclusão das plaquetas, especialmente em caso de história de hemorragia.

É necessário um equilíbrio eletrolítico devido ao risco acrescido de perdas de água e de electrólitos e de cetose nas crianças com osteogénese imperfeita, sobretudo nas formas graves que requerem um longo tempo de funcionamento.

No intra-operatório, a dificuldade reside em :

- Recolha de linhas venosas de vasos que são frequentemente frágeis.
- Durante a intubação, a anatomia da árvore respiratória pode ser alterada e as arcadas dentárias podem ficar frágeis.
- O risco de problemas neurológicos devido à fragilidade da articulação cervical que, embora raros, são graves porque podem pôr em risco a sua vida.

- Por esta razão, é aconselhável tomar precauções que consistem em
:

- Manipule suavemente o doente, especialmente durante o posicionamento e a entubação.
- Devido ao risco de hemorragia, devem ser utilizadas várias abordagens.

Em todos os casos, para as formas graves, a anestesia local é sempre preferível à anestesia geral, especialmente se a intubação for difícil.

A anestesia epidural ou a anestesia espinal (Figura 45) são possíveis se o doente não tiver material de artrodese na coluna vertebral.

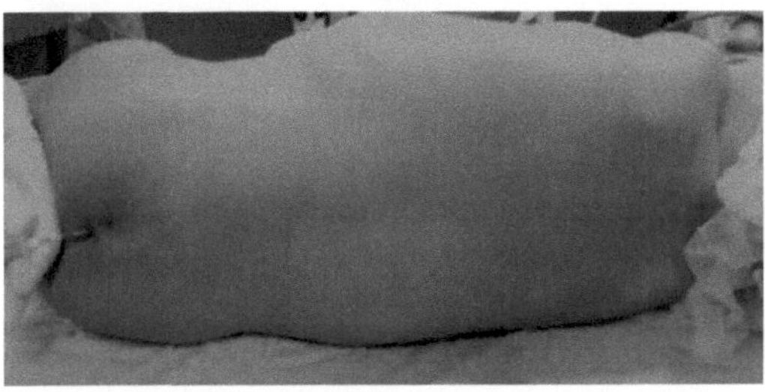

Figura 45: Vista pré-operatória da anestesia caudal num doente submetido a cirurgia para osteogénese imperfeita forma grave [coleção pessoal].

A anestesia guiada por ecografia (Figura 46) e os bloqueios de nervos periféricos têm uma baixa morbilidade.

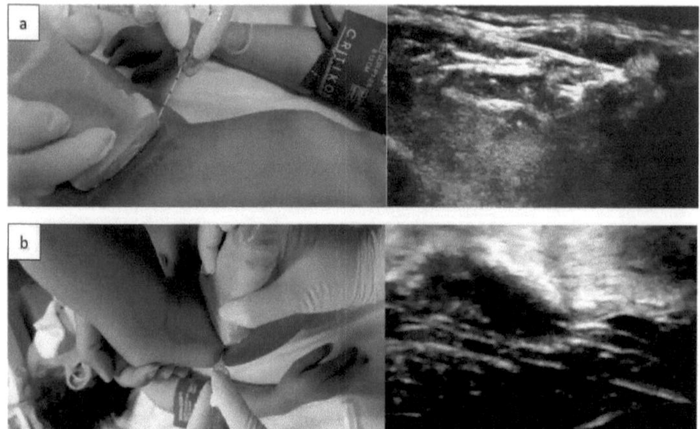

Figura 46: *Anestesia locorregional guiada por ultra-sons [coleção pessoal] a- Localização e injeção guiada por ultra-sons durante um bloqueio femoral b- Localização e injeção guiada por ultra-sons durante um bloqueio ciático*

A anestesia locorregional oferece maior segurança e proporciona analgesia significativa e prolongada e conforto pós-operatório para o paciente. ROTHSCHILD et al [80] verificaram, numa série de 205 anestesias, que a intubação foi difícil em 1,5% dos casos, 1% das crianças sofreram fracturas de costelas e úmero causadas pelo manguito de monitorização, foi difícil obter uma linha venosa em 4% dos casos e verificou-se perda de sangue com repercussões clínicas em 17% dos casos. As complicações cardiovasculares e metabólicas pós-operatórias foram referidas mas não avaliadas. Estas complicações são mais frequentes nos casos graves.

A osteogénese imperfeita de tipo III tem uma probabilidade de 95% de complicações em comparação com a de tipo I.

Devido a cirurgias repetidas, as crianças com osteogénese imperfeita são submetidas a exposições anestésicas frequentes, e a probabilidade de encontrar problemas depende essencialmente da gravidade do caso. No entanto, uma preparação meticulosa, um conhecimento completo das dificuldades encontradas e como antecipá-las, e um tratamento adequado devem tornar o procedimento seguro [138].

Na fase pós-operatória, a reanimação deve preocupar-se com :

- A analgesia pós-operatória, o desenvolvimento de novas moléculas analgésicas, a utilização de bombas de morfina e, sobretudo, a generalização da analgesia loco-regional revolucionaram a gestão da dor na osteogénese imperfeita. É importante salientar o papel do paramédico, que deve dominar o tratamento destes doentes e proporcionar-lhes o melhor conforto possível.

- Equilíbrio de fluidos e electrólitos através de enchimento controlado e transfusão de sangue, e monitorização diária dos níveis de hemoglobina durante os primeiros 4 dias após osteotomias múltiplas.

Apesar dos progressos no tratamento médico, na anestesia e na reanimação, continua a existir um risco de morte nestas crianças, quer à nascença, quer na infância ou na idade adulta.

ALLCON e PETERSON [93] resumiram as causas de morte incriminadas no quadro n.º 06.

Causas de morte	osteogénese imperfeita tipo III	tipo de osteogénese imperfeita I - IV	total
Causas respiratórias	08	22	30
Compressão da medula espinal		3	03
Infeção broncopulmonar	29	13	42
Pneumonite por inalação		01	01
Insuficiência respiratória aguda		01	01
Insuficiência respiratória crónica		01	01
Insuficiência cardiorrespiratória	01		01

***Tabela N°06 :** Causas de morte na osteogénese imperfeita [93].*

Para além destas causas mais comuns, outras têm sido incriminadas, incluindo causas neoplásicas, digestivas, metabólicas, endócrinas e nutricionais [139].

Apesar de o tratamento destes doentes estar atualmente bem codificado, os recursos mais elaborados e as técnicas mais desenvolvidas, a complexidade destes casos faz com que as complicações não possam ser completamente evitadas [140].

IX. TRATAMENTO CIRÚRGICO:

IX. 1. Informações gerais sobre a osteossíntese paliativa de ossos longos :

A osteogénese imperfeita é uma doença constitucional e adquirida que combina fragilidade óssea, fracturas recorrentes e deformações esqueléticas. A imobilização frequente destes doentes leva à osteopenia, o que só agrava a doença. É essencialmente por estas razões que a cirurgia deve proporcionar uma proteção eficaz contra esta fragilidade, prevenir as deformações diafisárias e minimizar a ocorrência de fracturas. A cirurgia continua a ser um importante meio paliativo na terapêutica da osteogénese imperfeita [15], [29].

A osteossíntese segmentar rígida isolada (Figura 47), limitada a uma porção diafisária, é uma fonte de fratura acima ou abaixo da fixação por impacto mecânico. Deve, por isso, ser evitada na osteossíntese das fracturas da osteogénese imperfeita. Ocasionalmente, este tipo de osteossíntese pode ser utilizado, desde que associado a uma proteção centromedular [29].

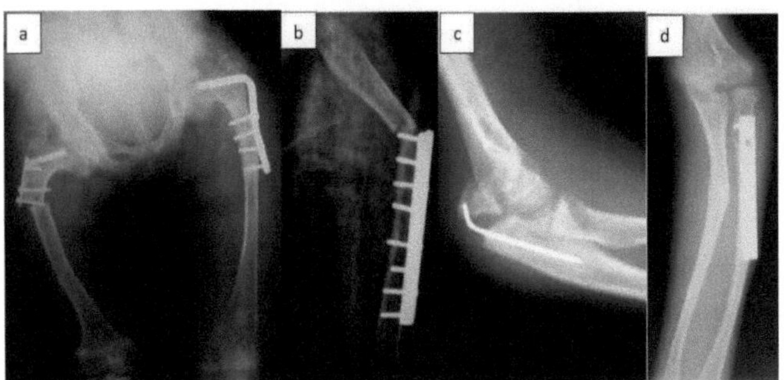

Figura 47: *Radiografias ilustrando a osteossíntese segmentar [coleção pessoal]: a: fratura sob uma catherinette, b: fratura acima de uma placa femoral c: fixação do olécrano, d: placa radial.*

O dispositivo de osteossíntese deve ser leve e pode ser fixado ao osso através de parafusos em ambos os lados da haste ou pinos centromedulares, e pode ser fixado por parafusos unicorticais ou fios de cerclagem [143].

Desde as primeiras publicações de SOFIELD [9], a osteossíntese paliativa com stents internos abriu as portas para os princípios actuais da cirurgia nesta patologia. Desde então, a fixação centromedular de ossos longos tem sido o método de eleição para o tratamento de fracturas e deformidades em crianças com osteogénese imperfeita.

No entanto, o tutor único do SOFIELD [9] coloca dois grandes problemas a ultrapassar:

- O tamanho reduzido dos ossos faz com que as unhas pequenas, finas e flexíveis ofereçam pouca proteção.
- Crescimento: as unhas simples não-telescópicas tornam-se demasiado curtas após cerca de 2 anos de crescimento, dando origem ao risco de fratura "nas extremidades da unha" em áreas não protegidas (Figura 48).

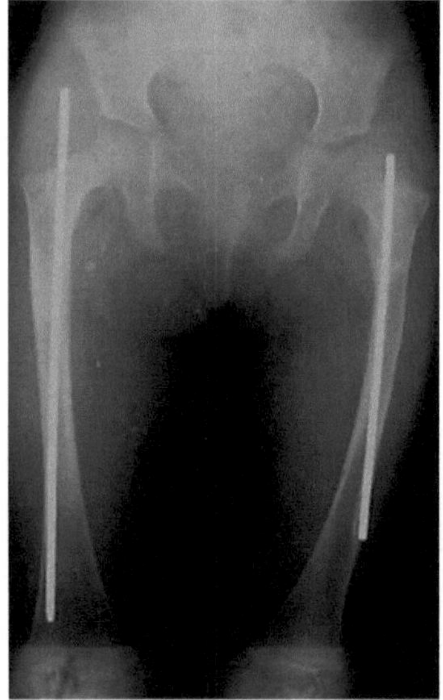

Figura 48: *Radiografia de dois fémures tratados com um único prego não expansível (método SOFIELD) [Coleção pessoal].*

O princípio da haste única sofreu um progresso técnico, revolucionando a cirurgia da osteogénese imperfeita com o contributo das modernas técnicas de radiologia e o desenvolvimento de técnicas de pregagem e fixação fechadas [141].

BAILEY e DUBOW introduziram o prego telescópico em 1963 [11], [142].

Em 1987 [12], METAIZEAU demonstrou os resultados da fixação centromedular elástica estável e da fixação deslizante ou telescópica de ossos longos no tratamento de fracturas e deformidades na osteogénese imperfeita.

Graças a estas revoluções, passámos de uma exposição subperiosteal extensa das diáfises, de múltiplas osteotomias e do alinhamento do osso numa única haste inextensível para técnicas menos agressivas que limitam o tamanho das abordagens cirúrgicas, reduzem a extensão da desperiostealização e utilizam materiais que podem ser estendidos durante o crescimento.

IX. 2. Objetivo da osteossíntese paliativa dos ossos longos:

Os objectivos da osteossíntese nesta população crescente com osso frágil e frequentemente deformado são

- Reforçar este osso e proteger eficazmente contra a fragilidade óssea.
- Proteja os ossos longos durante o crescimento.
- Reposicione os ossos longos.
- Evite a deformação dos ossos longos e minimize a frequência e a deslocação das fracturas.
- Permitir a reeducação e a reabilitação funcional a curto e a longo prazo.

O objetivo é ajudar os doentes a recuperar o seu conforto e independência, permitindo-lhes regressar à escola e à vida social (Figura 49).

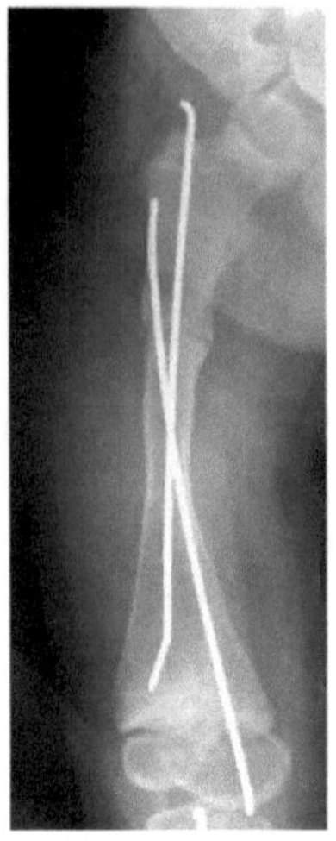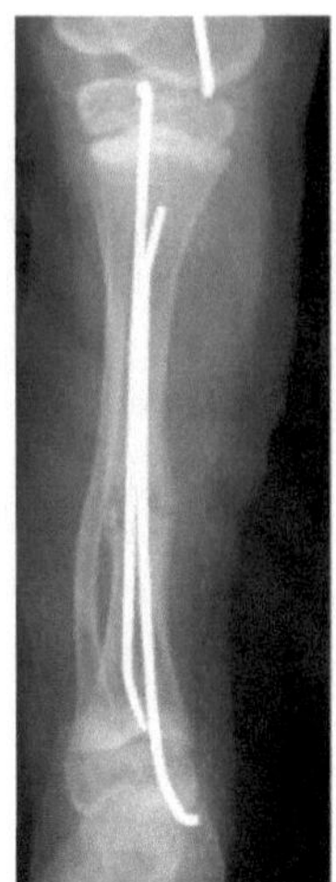

Figura N°49 : *Radiografia do fémur e da perna com um suporte telescópico que permite a proteção diafisária durante o crescimento [coleção pessoal].*

IX. 3. Princípios biomecânicos:

Atualmente, está disponível uma vasta gama de métodos de osteossíntese, incluindo pregos telescópicos, pinos, placas, parafusos e fios de cerclagem.

Independentemente do material de osteossíntese utilizado, o mais importante é estar familiarizado com as particularidades da osteogénese imperfeita, dominar as competências necessárias para cada técnica, estabelecer a indicação, identificar e gerir as complicações que podem surgir no pós-operatório [143].

O princípio básico é proteger toda a diáfise, de uma epífise à outra. Isto é fácil para a tíbia, o úmero e os dois ossos do antebraço, mas menos óbvio para o fémur. No caso do fémur, a diáfise e o colo do fémur devem ser protegidos ao mesmo tempo [143].

Em particular, deve ser alcançado um alinhamento diafisário correto no plano frontal sem varo ou valgo e sem desvio no plano sagital.

No membro inferior, este alinhamento deve garantir que o colo do fémur se mantém em valgo e que a linha do joelho é horizontal de frente e de lado [143].

A inserção do implante deve ser atraumática em relação à placa de crescimento para minimizar o risco de epifisiodese iatrogénica. Deve ter-se o cuidado de não induzir anomalias rotacionais no pós-operatório e os doentes devem ser imobilizados em posições correctas durante períodos curtos.

Independentemente do material de osteossíntese utilizado, deve ser evitado o uso de material excessivamente volumoso para prevenir a reabsorção óssea progressiva [143].

Ao substituir uma peça de hardware, deve ser dada preferência à substituição por um prego mais fino do que o primeiro, ou substituí-lo por um procedimento simples de fixação para minimizar a reabsorção do osso cortical [143].

## IX.	4. Métodos e técnicas cirúrgicas :

Todos os pacientes devem ser submetidos a uma avaliação radiológica pré-operatória de alta qualidade para permitir a análise das diferentes deformações e a preparação do material de osteossíntese.

Todas as técnicas de colocação de stents intramedulares são radiocirúrgicas.

É necessário dispor de um intensificador de imagem no bloco operatório para orientar a inserção e o posicionamento do material de osteossíntese e para definir o local das osteotomias correctivas. As radiografias são igualmente utilizadas para controlar a progressão do implante através de um osso por vezes sinuoso. Estas dificuldades expõem o paciente e o médico a uma exposição considerável às radiações.

IX.4.1. Pregagem telescópica:

SOFIELD [9] foi o primeiro a introduzir o princípio da cravação centromedular na osteogénese imperfeita. Esta técnica utilizava uma única haste inextensível que não protegia o osso durante o crescimento e tinha de ser mudada durante estas fases [144]. Esta técnica provocava deformações e fracturas nas extremidades distais da haste. Atualmente, este método foi abandonado.

IX.4.1.1. O prego de BAILEY e DUBOW

Em 1963, BAILEY e DUBOW [11], [142] introduziram o prego telescópico (Figura 50).

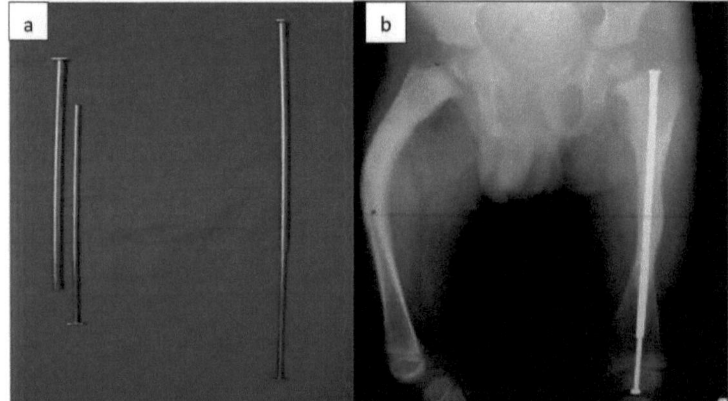

Figura N°50: Prego de BAILEY-DUBOS [coleção de G. FINIDORI] a- Partes do prego de Bailley-Dubow b- Prego de Bailley-Dubow intra-femoral esquerdo

Este prego é composto por :

- Uma peça fêmea cilíndrica perfurada feita de tubo com uma rosca no interior de uma das suas extremidades e uma peça em T que pode ser aparafusada nesta peça fêmea e engastada no osso.
- Uma peça macho sólida, roscada numa extremidade
- ao qual é aparafusada outra peça em T.

A parte macho desliza no interior do cilindro fêmea.

Na técnica clássica, o prego era utilizado para a perfuração centromedular. Atualmente, o prego telescópico é fornecido com um equipamento auxiliar que inclui uma broca longa, mais rígida e com um diâmetro ligeiramente superior ao do prego. Esta broca pode ser utilizada como guia. O acessório também fornece uma segunda guia para o prego.

O comprimento e o diâmetro da unha devem ser determinados no pré-operatório. Para cada doente, as dimensões da unha são fornecidas com base em cálculos radiológicos efectuados em vistas frontais e laterais centradas na deformidade máxima. Para tal, é necessária uma ampliação exacta da radiografia. No entanto, este cálculo continua a ser difícil e aproximado. Estas dimensões variam de um indivíduo para outro, especialmente porque o osso é frequentemente elíptico [145].

Este prego telescópico só está disponível em cinco diâmetros diferentes. Tem de ser preparada antes de cada operação para evitar quaisquer modificações intra-operatórias. Tais modificações podem levar a problemas como a falta de correspondência entre as partes macho e fêmea da haste, o bloqueio do sistema telescópico e a corrosão do material.

A colocação da haste telescópica requer frequentemente uma abordagem articular (ombro, cotovelo, joelho e tornozelo), o que pode ser prejudicial em termos funcionais, especialmente no tornozelo [29].

No fémur [29] :

Uma broca-guia é puxada para cima sob controlo fluoroscópico através de uma pequena incisão sob a ponta da rótula e uma pequena incisão no tendão patelar.

A broca é inserida profundamente na incisura intercondilar, numa direção perpendicular à linha articular do joelho.

A broca é inserida intramedularmente e sempre que entra em contacto com um osso cortical, a diáfise tem de ser realinhada, quer por osteoclastia, quer por osteotomia percutânea ou mini-abordagem.

Devem ser efectuadas tantas osteotomias quantas as necessárias para alinhar a diáfise, assegurando que o colo do fémur está em valgo.

Quando o fémur estiver alinhado com a broca-guia perpendicularmente ao espaço articular do joelho e o colo estiver em valgo, a broca é retirada no bordo exterior do colo e percutaneamente ao nível das nádegas, colocando a anca em adução e flexão.

A peça fêmea é então aparafusada à extremidade distal da broca guia, sendo depois progressivamente elevada no fémur e na nádega fora dos planos da pele. A primeira peça em T é aparafusada à peça fêmea e, em seguida, é percutida e cravada no bordo superior do colo, medialmente ao trocânter maior. A parte masculina é em seguida inserida na parte feminina e é introduzida na epífise distal do fémur com a sua segunda peça em T.

Na tíbia [29]:

O fio-guia é introduzido através de uma abordagem para-patelar mini-lateral, através de um ponto de penetração óssea no centro dos planaltos tibiais anteriores à inserção do ligamento cruzado. A broca-guia progride da mesma forma que para o fémur até à epífise distal. A fíbula não é habitualmente abordada, pois é frágil e pode ser corrigida através da manipulação da tíbia. A introdução da parte feminina requer uma artrotomia anterolateral da articulação tibiotalar após inclinação medial e posterior do tálus. A broca-guia é substituída pelo prego como no caso do fémur.

A haste telescópica é difícil de colocar na perna. É difícil posicionar corretamente a haste, uma vez que esta é frequentemente colocada anteriormente, e a fixação epifisária distal é muito delicada. A artrotomia e as várias manipulações da haste resultam frequentemente em lesões articulares.

No úmero [29]:

O princípio continua a ser o mesmo. Todo o membro superior é preparado, sem ombros.

Através de uma curta abordagem posterior ao cotovelo, que dá acesso à fossa coronoide e ao côndilo lateral, a broca-guia é introduzida a partir do côndilo lateral, ligeiramente fora do olécrano, para evitar a rigidez do cotovelo. A broca-guia é retirada para a extremidade proximal do úmero sob controlo fluoroscópico, imediatamente antes do acrómio. A haste é inserida da mesma forma que no fémur e na tíbia.

É difícil posicionar corretamente a haste no úmero e é frequentemente induzido um desvio do úmero para varo do cúbito.

Para além das pregagens femorais, tibiais e umerais, não existem indicações para as pregagens telescópicas do antebraço em crianças com osteogénese imperfeita. A imobilização pós-operatória é assegurada com uma ligadura Mayo-Clinic, tendo o cuidado de evitar perturbações de rotação.

As condições em que a osteogénese imperfeita é tratada têm-se alterado ao longo do tempo. As formas graves tornaram-se menos frequentes nos países desenvolvidos e os doentes são operados por fragilidade e deformações diafisárias menos graves. Por conseguinte, tornou-se lógico prever operações menos invasivas, com menos complicações.

IX.4.1.2. Variantes dos pregos telescópicos :

IX.4.1.2.1. O prego de SHEFFIELD:

O prego SHEFFIELD [146] (Figura 51) é um prego BAILLY e DUBOW para o qual a SHEFFIELD modificou a fixação da peça em T.

Esta peça em T, que era amovível e aparafusada no antigo prego BAILLY DUBOW, passou a ser uma peça em T ligada às extremidades das partes macho e fêmea deste novo prego telescópico.

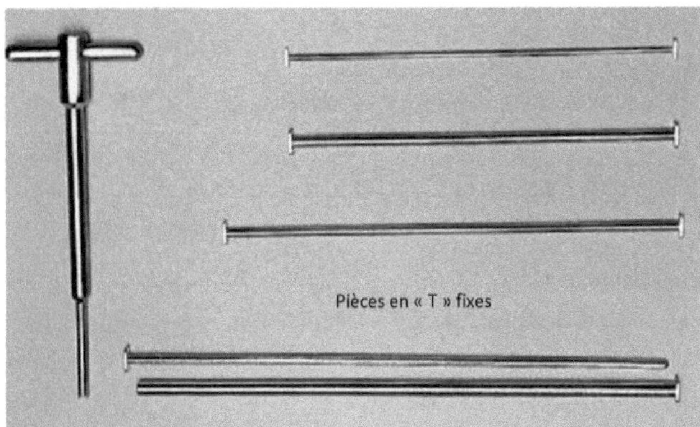

Figura 51: Prego de SHEFFIELD [146].

IX.4.1.2.2. BAILEY e DUBOW prego modificado por FINIDORI:

A equipa do Necker Enfants Malades [29] manteve-se fiel durante muito tempo à unha clássica de BAILEY e DUBOW, exceto que, para facilitar a impactação da parte masculina da unha clássica, GEORGE FINIDORIE acrescentou um entalhe na parte distal da parte masculina para estabilizar o impactador para a introdução da parte masculina durante a sua impactação intra-óssea (Figura 52).

Esta mesma equipa já quase não utiliza pregagens na tíbia, preferindo a fixação deslizante, que é mais simples de executar e menos invasiva.

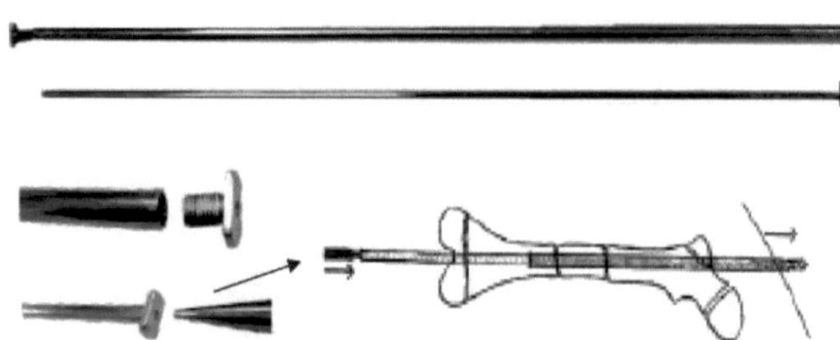

Figura 52: Modificação do ponto de impactação da parte macho da haste de Bailey-Dubow [29].

IX.4.1.2.3. O prego FASSIER DUVAL:

O prego FASSIER DUVAL [147], [148], [149] é composto por duas partes: uma parte macho sólida roscada na sua extremidade distal e uma parte fêmea cilíndrica oca roscada na sua extremidade proximal (Figura 53 - a).

Introduzida em 2000, esta haste foi inicialmente utilizada para a fixação do fémur em crianças com osteogénese imperfeita. Graças aos resultados obtidos, a indicação desta haste foi alargada à perna (Figura N°53-b, N°54), ao úmero e a outras patologias como a displasia fibrosa.

A principal vantagem deste prego é o facto de, em comparação com os pregos BAILEY e DUBOW, não ser necessária qualquer artrotomia para a sua inserção, sendo introduzido por uma única via retrógrada.

A sua utilização requer uma plataforma técnica composta por uma mesa de operações radiolúcida, um intensificador de imagem, um equipamento auxiliar Pega-médical FD e um sistema Midas-rex para o corte intra-operatório da unha.

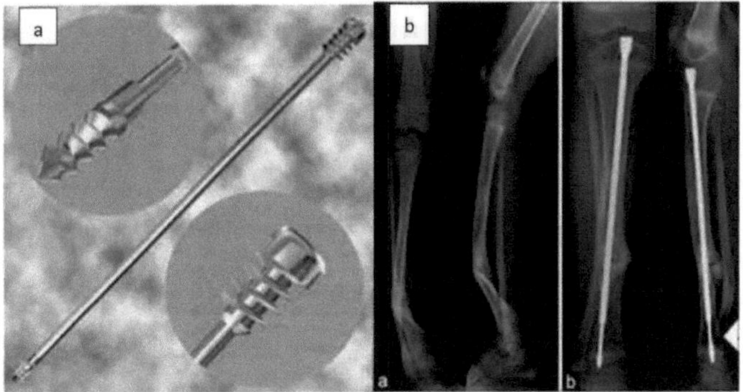

Figura 53: *imagem ilustrativa do prego de Fassier-Duval [149].*
a- Imagem dos componentes da unha de Fassier-Duval
b- Radiografia de uma pregagem centromedular telescópica da perna com um
prego F-D

Esta unha deve ser preparada antes de cada operação. O comprimento e o diâmetro da unha são medidos em vistas frontais e laterais de boa qualidade e em tamanho real.

O diâmetro da unha é o da parte feminina e corresponde ao diâmetro da parte mais estreita do canal medular.

O comprimento do prego é calculado a partir de uma fotografia de perfil. Corresponde ao comprimento da parte feminina. A medida corresponde à distância entre a epífise proximal e a placa de crescimento distal, da qual subtraímos as dimensões da cunha de subtração a efetuar no alinhamento do osso, mais 7 mm da extremidade roscada da peça macho.

A haste é inserida de distal para proximal. O trajeto centromedular é preparado por fresagem, utilizando fresas de diâmetro progressivo na guia da haste e sob controlo fluoroscópico. O diâmetro da fresagem é 2 mm superior ao da parte feminina previamente preparada. Esta fresagem é interrompida alguns milímetros antes da placa de crescimento.

Utilizando um guia de unhas, a parte masculina é inserida de cima para baixo sob controlo radiológico. A extremidade distal é aparafusada na epífise distal numa única operação para evitar danificar a placa de crescimento. Deve ter o cuidado de assegurar que o parafuso se encontra no centro da epífise. O prego guia é retirado e a parte masculina é fixada com um dispositivo especial fornecido com o acessório de inserção para evitar rasgar a placa de crescimento, o que pode levar à epifisiodese.

A haste feminina é então empurrada sobre a haste masculina de proximal para distal, sendo depois fixada e aparafusada na epífise proximal com a sua extremidade proximal. Utiliza-se uma chave de fendas hexagonal até que a parte roscada da parte fêmea esteja embutida na epífise.

A extremidade proximal da parte macho saliente é cortada ao nível da parte fêmea para evitar danificar o bordo de corte, o que poderia impedir o deslizamento do prego.

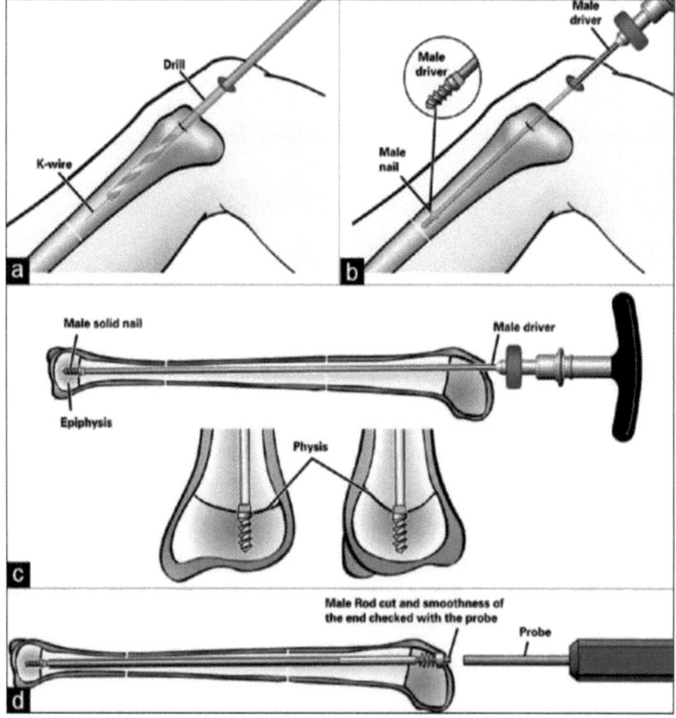

Figura 54: Diagrama das diferentes fases da pregagem da perna com um prego telescópico F.

IX.4.1.2.4. Prego DMM: Prego para fixação epifisária sem abertura das articulações

Este tipo de pregagem baseia-se nos mesmos princípios que os pregos telescópicos convencionais. A sua particularidade reside no facto de a sua parte feminina ter uma ponta achatada na extremidade distal, onde se encontra um orifício de bloqueio, e uma parte masculina cuja extremidade proximal é curvada em forma de L e perfurada. A parte feminina é bloqueada por um pino colocado intra-epifisário sob controlo radiológico, utilizando um dispositivo de mira especial. A haste é inserida através de uma abordagem ascendente. A haste é inserida por uma única via proximal. A parte feminina é introduzida desde a epífise proximal até à epífise distal sob controlo radiológico. Uma vez introduzida a parte distal da parte feminina na epífise distal do osso, esta é bloqueada por um pino epifisário introduzido com o dispositivo de pontaria de medial para lateral através do orifício de bloqueio. A parte macho é deslizada na parte fêmea de cima para baixo e depois fixada através da sua parte curva no osso, quer com um fio não absorvível, quer com um pino de bloqueio (Figura 55).

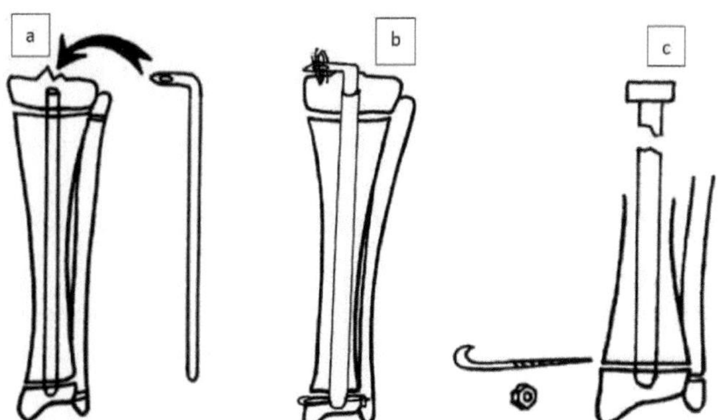

Figura 55: *Diagrama ilustrativo de um prego DMM a- Passos de inserção do prego b-Fixação proximal da parte masculina c- Fixação distal da parte feminina*

IX.4.1.2.5. O prego telescópico modificado por Tae-Joon Cho:

O prego TAE-JOON CHO [150] não é muito diferente do prego DMM. Segue o mesmo princípio de utilização. Tem um único ponto de inserção e é inserido proximalmente. A parte feminina é idêntica à de BAILEY e DUBOW, exceto que tem uma extremidade proximal fixa em forma de T. A parte masculina tem uma extremidade achatada e perfurada.

A parte feminina é inserida primeiro até à cartilagem de conjugação distal e depois fixada na junção do colo do trocânter maior. A parte masculina é inserida na parte feminina de cima para baixo, com a extremidade distal a passar pelo CC sob controlo radiológico. É introduzido um pino de bloqueio na epífise distal através do orifício de bloqueio na peça macho, de fora para dentro (Fig. 56).

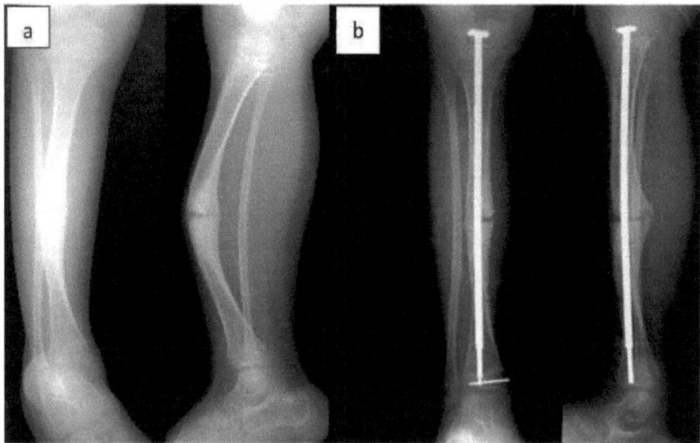

Figura 56: prego telescópico modificado por Tae-Joon Cho et al [150] a- Radiografias pré-operatórias dos 2 ossos da perna b- Radiografia pós-operatória com prego telescópico

IX.4.1.2.6. O prego HIMEX, prego extensível:

O prego HIMEX é idêntico ao prego BAILEY e DUBOW na sua conceção. W.D. BELANGERO et al [151] modificaram as extremidades das partes macho e fêmea. Retiraram as peças em T e substituíram-nas por ganchos que cravaram no osso (Figura 57).

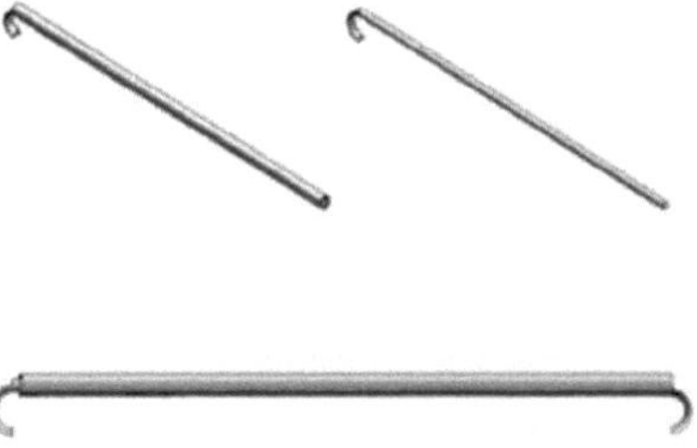

Figura 57: Prego HIMEX [151].

IX.4.1.2.7. Prego telescópico com ponta de saca-rolhas:

Este prego é idêntico ao prego FASSIER DUVALE, e a sua técnica de instalação é a mesma. A diferença entre estes dois pregos está na parte distal da parte macho. O prego telescópico com ponta de saca-rolhas [152] tem uma extremidade em forma de saca-rolhas. Parece que esta forma de saca-rolhas é menos invasiva do que a extremidade roscada do prego FASSIER DUVAL. Segundo estes utilizadores, este prego é menos traumático para a placa de crescimento. Para estes autores, este tipo de prego tem menos inconvenientes do que o prego clássico. Requer um único ponto de penetração, há menos danos na articulação, especialmente na extremidade distal da tíbia, e há menos debricolagem do implante. Estas hastes são utilizadas principalmente para o fémur e a tíbia.

IX.4.2. Estantes corrediças ou telescópicas :

Em 1987, METAIZEAU JP introduziu o conceito de fixação centromedular deslizante elástica e estável no tratamento da osteogénese imperfeita. Ele recomendou a substituição da haste telescópica por dois pinos, um descendente e outro ascendente, deslizando um sobre o outro na haste [12].
É flexível, menos rígido e menos dispendioso do que o prego telescópico [153].
Esta técnica requer fios MAITEZEAU. Estes são fios curvados nas extremidades, com diferentes diâmetros e comprimentos. Em alternativa, podem ser utilizados fios de Kirchner em aço inoxidável, minimamente invasivos e fiáveis [29].
Os avanços na radiologia intra-operatória facilitaram a utilização desta técnica. Trata-se de uma técnica radiocirúrgica.

IX.4.2.1. Fixação centromedular telescópica deslizante:

Consiste na colocação de um stent metálico constituído por dois fios que são colocados de forma a garantir o suporte ósseo durante o crescimento (Figura 58).

O primeiro é um fio descendente inserido ao longo do osso, com a sua extremidade proximal ancorada na epífise proximal. O segundo ascende ao longo do osso operado, com a sua extremidade distal ancorada na epífise distal. Graças à sua ancoragem epifisária, estes fios deslizarão uns sobre os outros durante o crescimento, assegurando o seu papel protetor a longo prazo.

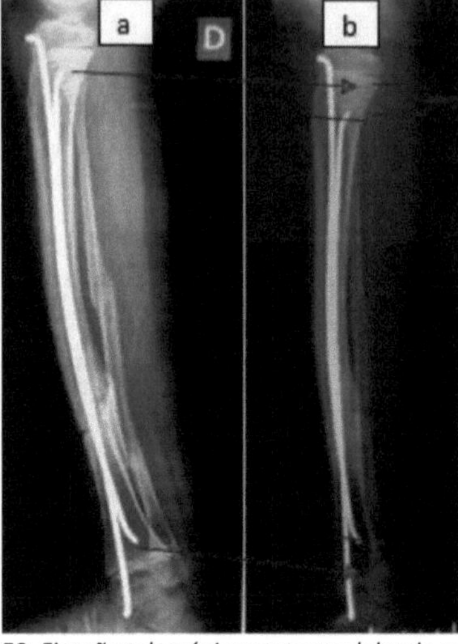

Figura 58: Fixação telescópica centromedular da perna [coleção pessoal] a- Radiografia com 45 dias de pós-operatório b- Radiografia com 6 meses de pós-operatório

No úmero :

O primeiro fio é ancorado distalmente no côndilo lateral, empurrado até um pouco abaixo da placa de crescimento proximal através de uma incisão percutânea e sob controlo radiológico. O segundo é descido através de uma pequena incisão percutânea situada um dedo antes do acrómio, atravessando a cabeça do úmero e terminando imediatamente acima da placa de crescimento distal. A sua extremidade proximal deve estar bem ancorada na cabeça umeral para não interferir com a amplitude de movimentos do ombro (Figura 59).

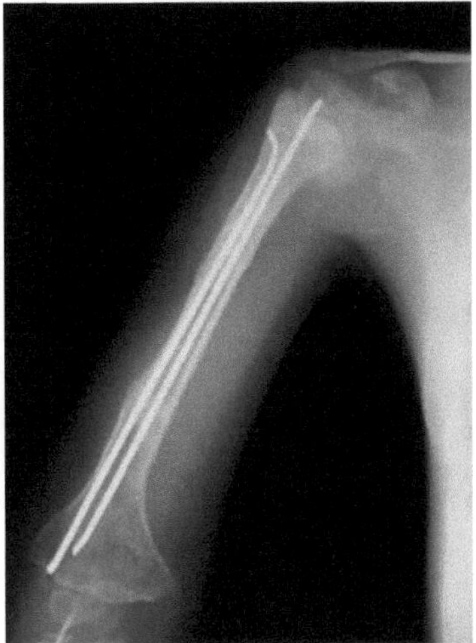

Figura 59: Imagem radiológica de um ETC do úmero [coleção pessoal].

Nos dois ossos do antebraço :

A síntese do rádio é difícil e o fio tem de ser dobrado para tentar preservar a curvatura radial. Este fio é inserido por via percutânea a partir do estiloide radial e levado até à placa de crescimento proximal do rádio. O fio ulnar é baixado da ponta do olécrano até à cartilagem distal da ulna (Fig. 60).

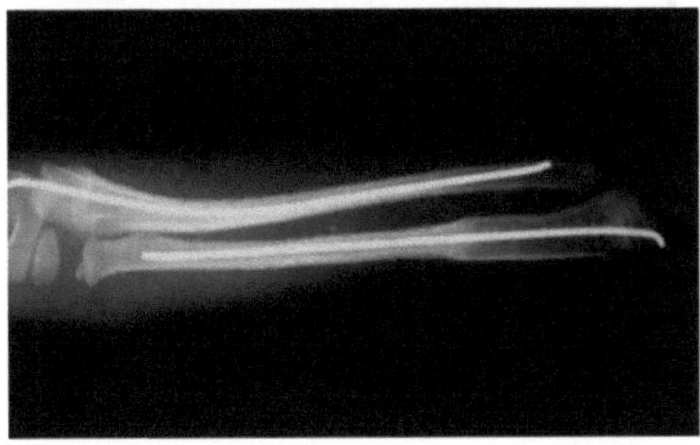

Figura 60: Imagem radiológica de um ETC dos dois ossos do antebraço [coleção pessoal].

Fémur :

Através de uma pequena incisão lateral no joelho, uma cavilha curva é empurrada através do côndilo lateral até ao colo do fémur, se possível antes da placa de crescimento cefálica. O segundo é baixado através de uma pequena incisão oposta ao trocânter maior. Penetra a partir da junção trocânter-cefálica e desce até à cartilagem distal do fémur. Deve ter-se o cuidado de assegurar que o colo do fémur está na posição de coxa-valga (Figura 61).

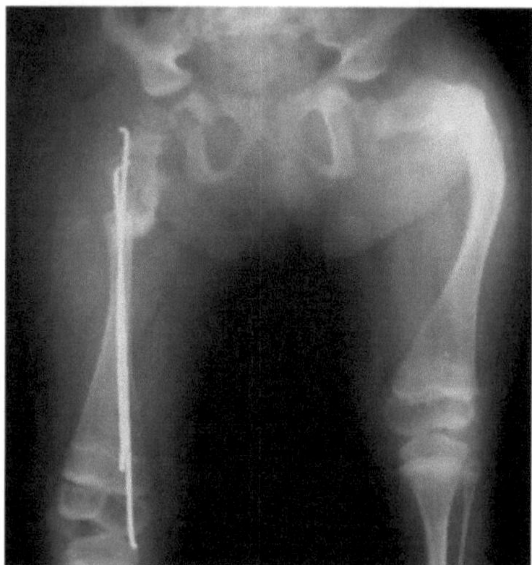

Figura 61: Imagem radiológica de um ETC do fémur [coleção pessoal].

Pernas:

O primeiro fio é colocado de cima para baixo, introduzido desde a área pré-espinal até à placa de crescimento distal através de uma pequena abordagem lateral. O segundo fio é trazido para cima a partir do ponto maleolar medial até abaixo da cartilagem proximal da tíbia (Figura 62).

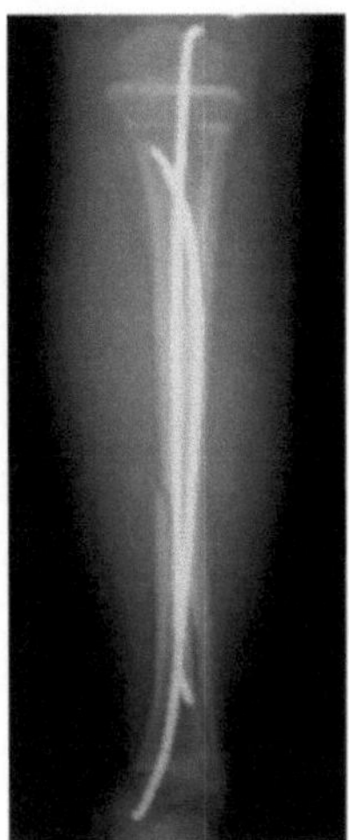

Figura 62: *Imagem radiológica de ECT da tíbia [coleção pessoal].*

IX.4.2.2. Pino deslizante subperiosteal telescópico :

A fixação subperiosteal (Figura 63) é efectuada após uma abordagem extensiva ao osso. O periósteo é incisado para expor a diáfise, o alinhamento é obtido através de múltiplas osteotomias e, em seguida, a fixação é assegurada por dois pinos colocados em cada lado da diáfise corrigida. Estes fios são fixados ao osso com um aro de arame grosso. A extremidade proximal do fio descendente é inserida na epífise proximal do osso e a extremidade distal do fio ascendente é inserida na epífise distal do osso. O periósteo é fechado sobre o material. O periósteo irá induzir a ossificação que irá englobar a fixação. Esta técnica foi descrita pela primeira vez por George Finidori [29].

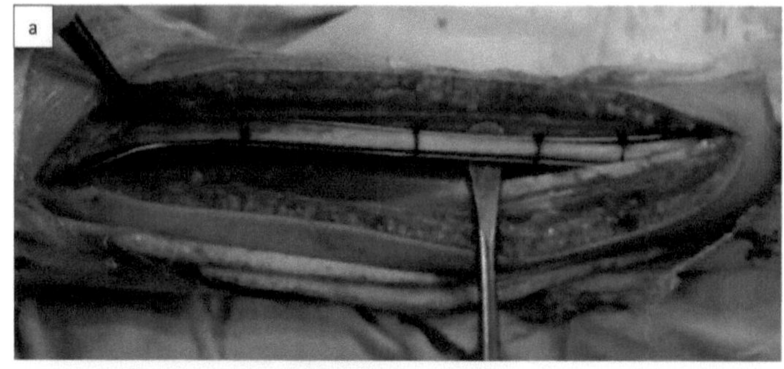

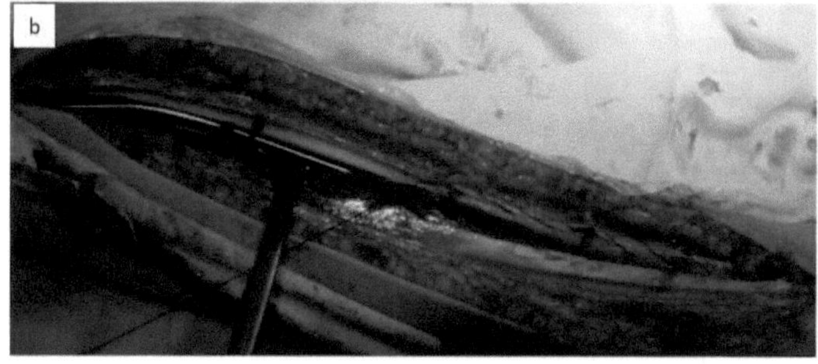

Figura 63: Vista operatória de um procedimento de fixação telescópica subperiosteal [coleção pessoal] a- Fixação subperiosteal de pinos b- Sutura periosteal

IX.4.2.3. Estantes mistas telescópicas ou deslizantes :

Esta variante do pinning telescópico consiste em inserir um pino na haste da haste, sendo o segundo impossível de inserir no canal medular e sendo colocado sob o periósteo depois de ter desperiostetizado uma face do osso a tratar (Figura 64). O periósteo fechado sobre o fio produzirá osso. Este osso envolverá o fio, que se tornará intraósseo com o tempo.

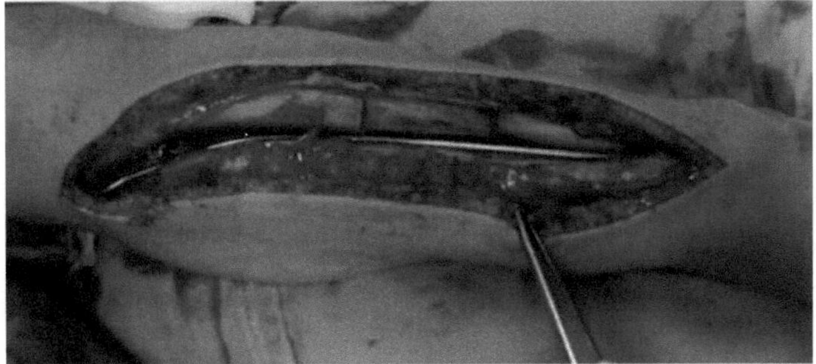

Figura 64: Vista intra-operatória de fixação mista [coleção pessoal].

IX.4.3 Planeamento radiológico pré-operatório :

A tabela seguinte (Tabela 07) resume os 6 tipos anatomopatológicos, os componentes da lesão de cada tipo e todos os procedimentos cirúrgicos necessários para obter uma boa correção óssea.

TYPE	ANAPATH	PLANIFICATION OPERATOIRE
I	▪Pas de déformations ▪+/- fractures	•Embrochage télescopique intra médullaire (ETIM).
II	▪Angle de déformation < 30°. ▪+/- fractures.	•EIM. •Ostéoclasie. •Ostéotomie percutanée.
III	▪Déformation dans 2 plans. ▪Angle de courbure principal [30°-50°]. ▪+/- fractures.	•ETIM. •Ostéotomie percutanée. •Ostéotomie a ciel ouvert.
IV	▪Déformations sévères dans plusieurs plans. ▪Angle de déformation principale > 50°. ▪Fût diaphysaire libre. ▪+/- fractures.	•ETIM. •Une a plusieurs ostéotomies.
V	▪Déformations sévères. ▪Angle de déformations >50°. ▪Fût diaphysaire obstrué partiellement. ▪+/- fractures.	•ETIM, mixte ou sous périostée •Une a plusieurs ostéotomies •Repérméabilisation du fût diaphysaire
VI	▪Déformations sévères. ▪Angle de déformations >50°. ▪Fût diaphysaire obstrué dans une grande partie. ▪+/- coxa vara fémorale. ▪+/- fractures.	•ETIM, mixte ou sous périostée. •Une a plusieurs ostéotomies. •Repérméabilisation du fût diaphysaire. •Correction obligatoire de la coxa vara.

IX.5. Correção da deformação :

IX.5.1. Correção das deformações e do alinhamento diafisário:

As abordagens cirúrgicas às deformações devem ser cautelosas. A cirurgia deperiosteal deve ser mínima e necessária. Deve ser seguida de uma hemostase rigorosa para minimizar a perda de sangue. Pode mesmo ser utilizada cera hemostática e alguns cirurgiões utilizam um bisturi elétrico para eliminar a hemorragia. No final da operação, deve ter-se o cuidado de fechar o periósteo para promover a consolidação e permitir a hemostase por compressão [29].

A correção da deformação é obtida através de :

- Por osteoclasia sob controlo radiológico quando a deformidade é mínima e o osso flexível.
- Osteotomias percutâneas para pequenas deformações.
- Ao ar livre, nas grandes deformações.

O local e o número de osteotomias são predefinidos pela análise radiológica pré-operatória da deformidade e da sua extensão.

As osteotomias de correção devem respeitar os princípios clássicos:

- Em qualquer caso, deve ter o cuidado de remover o mínimo possível de fragmentos diafisários, especialmente os fragmentos intermédios.
- No caso de osteotomias múltiplas, é preferível alargar o fragmento intermédio antes de efetuar a osteotomia seguinte.
- Nas osteotomias em osso plano, as osteotomias oblíquas devem ser preferidas, uma vez que oferecem mais contacto ósseo durante a correção da deformidade, o que conduz a uma melhor cicatrização [143].
- As osteotomias com serra oscilante devem ser evitadas, pois as superfícies inter-fragmentárias são queimadas, o que é prejudicial à consolidação. As osteotomias com selo postal são preferíveis [147].
- Por vezes, é necessário efetuar ressecções ósseas para obter o alinhamento. A melhor forma de efetuar esta ressecção é com um rongeur ósseo, respeitando a charneira osteoperiosteal à frente da ressecção.
- Podem ser efectuadas tantas osteotomias diafisárias quantas as necessárias para realinhar uma diáfise (Figura 65). Se a deformidade for muito grave, o encurtamento ósseo não deve ser evitado [143].

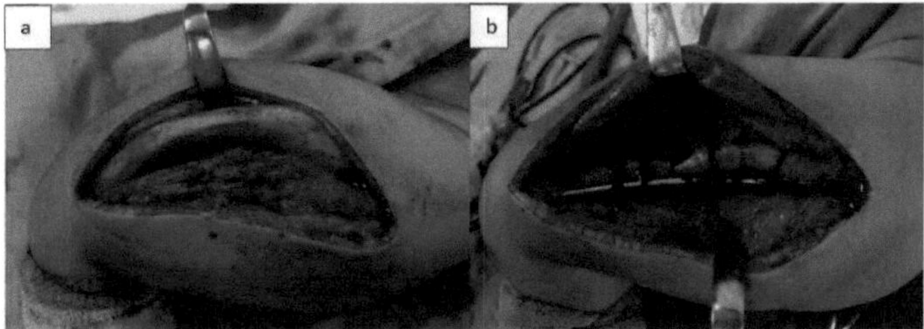

Figura 65: Osteotomia múltipla [coleção pessoal] a- Deformidade femoral grave com um osso plano e sólido b- Osteotomia múltipla combinada com fixação subperiosteal

IX.5.2. Correcções para as deformações da bacia :

O tratamento das manifestações ósseas da bacia diz respeito a fracturas do colo do fémur, coxa vara e protrusão acetabular.

IX.5.2.1. Fratura do colo :

Ocorre mais frequentemente num colo longo em varo e numa anca móvel. É lógico tratar esta fratura com uma osteossíntese que permita a compressão da fratura e a valgização do colo para reduzir a saliência da extremidade superior do fémur. É frequentemente utilizada uma combinação de síntese localizada da extremidade superior do fémur para manter a valgização do colo e uma osteossíntese centromedular deslizante para proteger o resto do fémur. A epifisiodese cérvico-cefálica é preferível. A osteossíntese sem esta epifisiodese tem a desvantagem, em crianças pequenas, de permitir o crescimento residual do colo. À medida que o colo do útero fica parcialmente protegido, varie e acabe por fraturar [29], [143], (figura N°66).

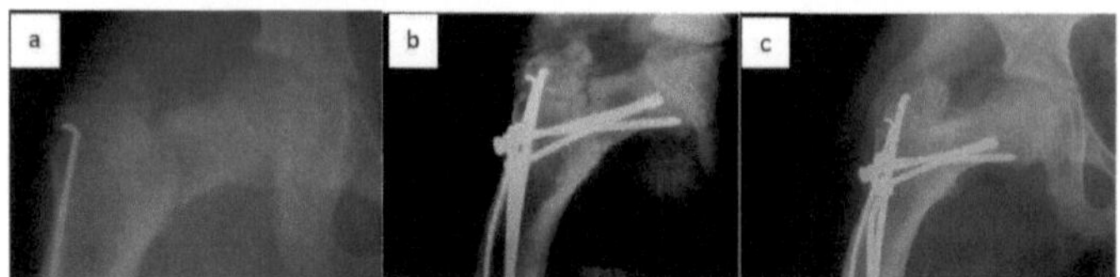

Figura 66: Fratura do colo do fémur e progressão [coleção pessoal] l a-
Radiografia de uma fratura do colo do fémur
b- Radiografia pós-operatória
c- Radiografia aos 8 meses de seguimento

A coxa vara [29], [143], [154] é uma deformidade muito comum na osteogénese imperfeita, sendo frequentemente uma fonte de fratura do colo. Coloca um grande problema na correção das deformidades femorais.

O doente deve ser aconselhado sempre que for necessário alinhar o fémur, tendo o cuidado de assegurar que o colo do fémur está sempre em valgo (Figura 67).

Para corrigir uma coxa vara por pregagem ou fixação, deve ser efectuada uma osteotomia diafisária 2 a 3 centímetros abaixo da região trocantérica. O segmento proximal do fémur é transladado medialmente, colocando o colo em valgo.

O material centromedular é introduzido na junção cervico-trocantérica, emerge e assenta no córtex lateral da extremidade superior do fémur, entrando depois na diáfise distal. O ápice do fragmento femoral distal assenta na superfície lateral do fragmento proximal, bloqueando assim a correção em valgo. O colo é assim verticalizado [155].

Em crianças mais velhas, quando o córtex externo é frágil, quando o varo é cervical ou cérvico-cefálico, e em formas graves de osteogénese imperfeita, é prudente assegurar a fixação com osteossíntese segmentar adicional (placa de parafuso, placa de pregos ou placa de lâmina pediátrica) associada à fixação centromedular [143].

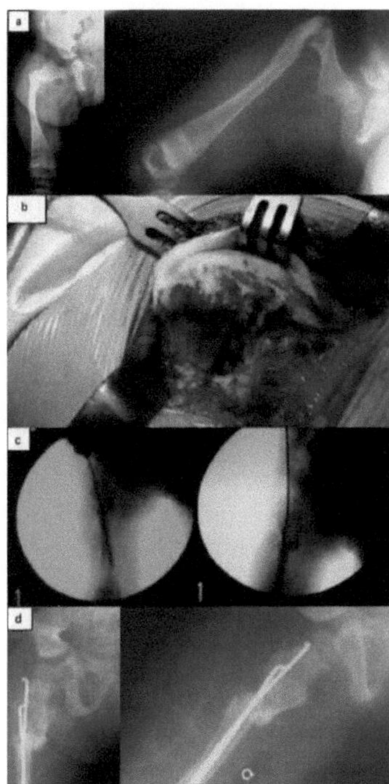

Figura 67: Correção de uma coxa vara induzida [coleção pessoal].
b- Vista intra-operatória da deformidade da extremidade proximal do
fémur c- Colocação da fixação sob controlo fluoroscópico d- Radiografias
frontal e lateral da extremidade proximal do fémur após a correção

IX.5.2.3. Protrusão acetabular:

Nas formas graves de osteogénese imperfeita, as ancas são frequentemente salientes e pouco móveis (Figura 68). A ocorrência de uma fratura não significa que esta deva ser tratada. Pelo contrário, deve deixar-se que a fratura evolua para uma pseudartrose do colo, que se torna providencial. Esta pseudartrose vai permitir um certo grau de mobilidade da anca [143].

No caso de uma anca rígida com protrusão acetabular sem fratura do colo, em que o fémur deve ser operado, é importante evitar proteger o colo com uma osteossíntese para não perder a possibilidade de uma pseudartrose providencial [143].

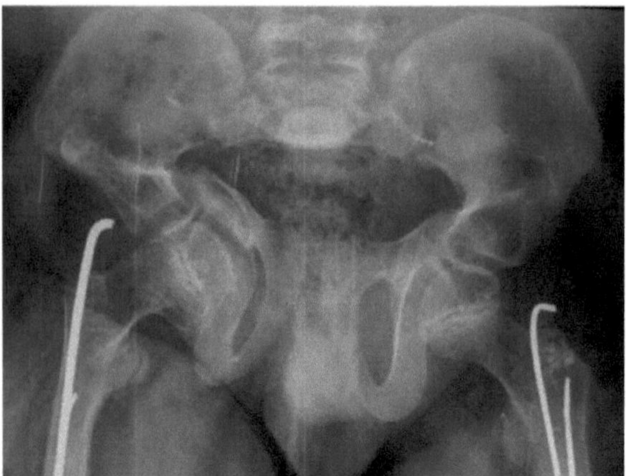

Figura N°68: Radiografia frontal da bacia mostrando uma protrusão acetabular bilateral com deformação das asas ilíacas [coleção pessoal].

IX.6. Gestos relacionados :

IX.6.1. Repermeabilização do eixo :

A obstrução do eixo pode ser :

• Simples e curto, o obstáculo ocupa uma ou mais pequenas zonas do canal medular.

• Obstrução extensa de uma grande parte do poço.

• Total, impedindo qualquer permeabilidade do canal medular.

A repermeabilização de um eixo diafisário parcialmente obstruído é efectuada através do alargamento do canal com brocas de diâmetro crescente sob supervisão radiológica durante a preparação do caminho para a inserção do material centromedular. No caso de grandes obstruções do canal, o procedimento pode ser efectuado visualmente, utilizando uma técnica de "back-and-forth". Isto é mais frequente quando as deformações são graves e orientadas em vários planos do espaço. Esta obstrução é secundária a numerosos calos de fratura adjacentes (Figura 69).

Por vezes, a haste da haste está completamente obstruída e o osso é plano e frágil, com deformações importantes. Nestes casos, é impossível repermeabilizar o canal, razão pela qual a fixação subperiosteal é tão útil.

Se uma área de osso localizada entre duas osteotomias precisar de ser repermeabilizada, esta área deve ser perfurada antes da segunda osteotomia ser efectuada para evitar a desperiostração deste fragmento intermédio durante a perfuração [147].

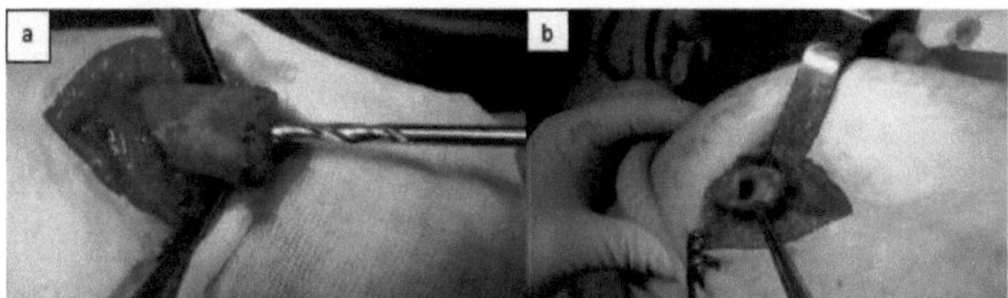

Figura 69: Perfuração medular de repermeabilização [coleção pessoal]: a- Perfuração manual b- Furo repermeabilizado

IX.6.2. Alongamento dos tendões e aponeurotomia:

Em certas formas com deformações graves e inveteradas, o trajeto muscular encurta e gera retracções tendinomusculares, impedindo por vezes o alinhamento dos ossos longos. Estas retracções podem persistir apesar de um encurtamento ósseo significativo.

Estes cordões musculares são comuns:

- Tornozelo:

Grandes curvaturas da tíbia causam retração do compartimento muscular posterior, o que muitas vezes leva a um equino irredutível do pé, impedindo a marcha. Nestes casos, pode ser indicada a tenotomia percutânea ou visual (Figura 70) do Aquiles [29], [147].

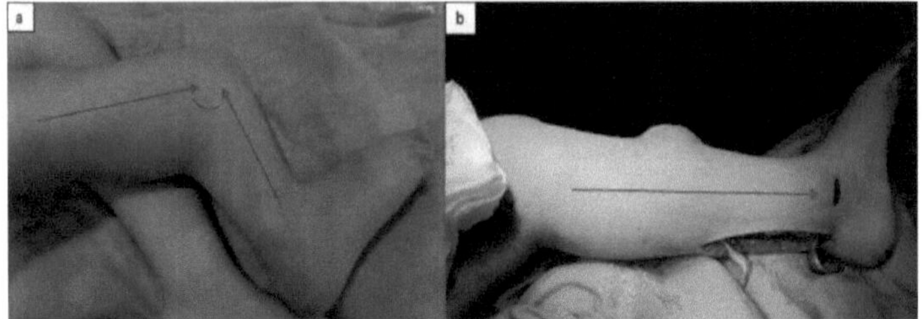

Figura 70: Imagem do alongamento do tendão de Aquiles [coleção pessoal] a-
Deformidade angular da perna b- Perna alinhada após o alongamento do tendão de
Aquiles

- Na anca :

Deformidades significativas do fémur podem ser a causa de flexão e adução
das ancas. Esta atitude é incompatível com a marcha, exigindo tenotomias da
fáscia lata, do tendão direto do reto femoral e dos tendões dos músculos
adutores da anca (Figura 71).
Estas retracções podem conduzir a fracturas do colo do fémur ou agravar a coxa
vara induzida.

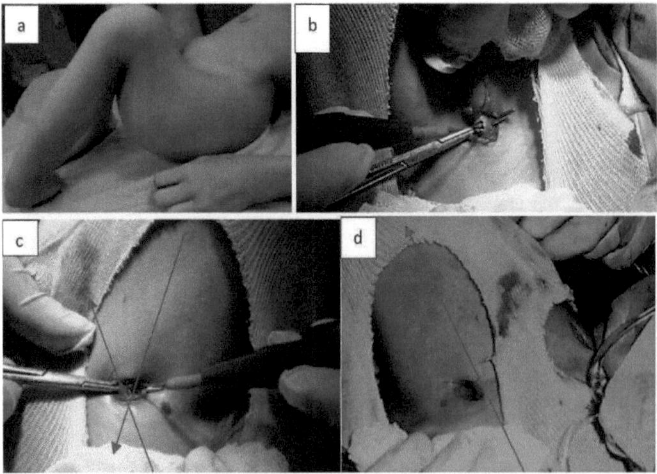

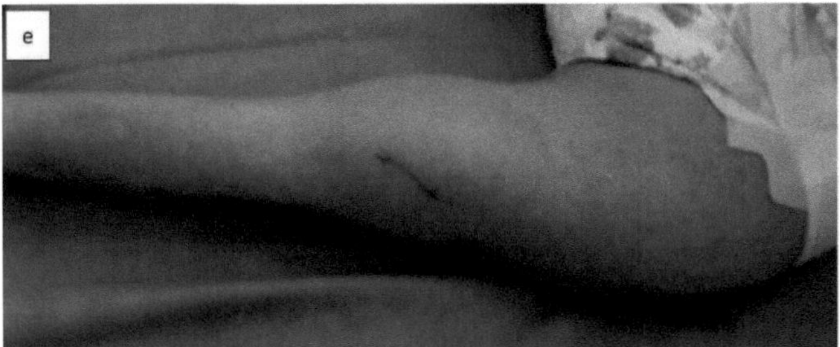

***Figura N°71** : Tenotomias peri-articulares da anca [coleção pessoal] a- Deformidade inveterada da coxa b- Tenotomia dos adutores c- Tenotomia do reto anterior e do tensor da fáscia lata d- Alinhamento da coxa e- Alinhamento da coxa no D15 pós-operatório*

Em alguns casos, para combater estas retracções e evitar uma perda importante do comprimento do membro, é preferível [143] :

- Na primeira fase da operação, são efectuadas osteotomias nos vértices das deformações e o membro é depois colocado sob tração relaxante durante um curto período.
- Em segundo lugar, para efetuar a osteossíntese.

Nas grandes correcções que utilizam osteotomias múltiplas e faseadas, é prudente realizar fasciotomias para evitar a ocorrência de síndrome compartimental. Na perna, quando o alinhamento é obtido por osteotomias múltiplas, deve ser efectuada pelo menos a aponeurotomia do compartimento anterolateral [143].

IX.6.3. Enxerto ósseo :

Os enxertos de osso cortical ou esponjoso são utilizados para tratar a pseudartrose e a perda de substância óssea.

O enxerto cortical é cortado em flocos no osso do banco.

Para a equipa do Necker Enfants Malades [143], o enxerto cortical é melhor incorporado no fémur e menos bem na tíbia.

No fémur, o enxerto pode ser aparafusado ou em forma de arco (Figura 72).

Na tíbia, o enxerto deve ser embutido e colocado como um inlay através da trepanação do segmento operado (Figura 72).

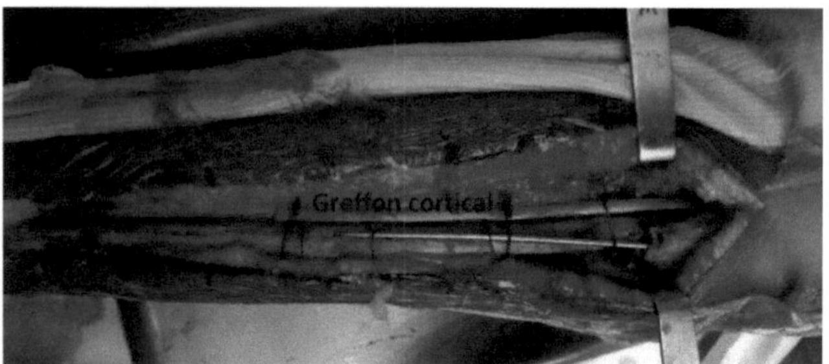

Figura 72: Vista operatória de um enxerto cortical na tíbia [coleção de G. FINIDORI].

O enxerto esponjoso é fragmentado em pequenos grãos e utilizado para reforçar a consolidação e complementar um enxerto cortical.

VARU PUVANESARAJAH et al [156] demonstraram o valor da colocação em sanduíche do enxerto cortical para tratar a pseudartrose em adultos com osteogénese imperfeita. O aloenxerto é completamente integrado no osso nativo.

IX.7. Procedimentos adicionais :

IX.7.1 Imobilização pós-operatória:

A imobilização pós-operatória pode ser efectuada por vários métodos. É importante ter em conta os problemas de rotação que podem ocorrer com a osteossíntese centromedular [143] [147] [148].

- Para os membros inferiores, este sistema de retenção pode ser fornecido:
- Um molde de gesso de pedal leve, feito com gesso, resina convencional ou, melhor ainda, com uma resina flexível mais leve.
- Um molde de gesso posterior longo desde a nádega até ao pé.
- Órteses pré-moldadas no pós-operatório.
- Para o membro superior, pode ser efectuada uma imobilização :
- Uma tala posterior moldada ao paciente adormecido e mantida no lugar por uma ligadura do cotovelo ao corpo.
- Por uma ligadura vietnamita / ligadura Gilchrist / Clínica Mayo
- Com uma ortótese toraco-braquial, do cotovelo ao corpo: tala STEVENSON
-

A imobilização deve ser tão curta quanto possível, sendo suficientes três a quatro semanas. Não se deve exceder as seis semanas [143] [147] [148].

IX.7.2. Recarregamento :

Para as crianças que andam, a marcha deve ser gradual. Isto pode ser feito num ambiente sem peso, numa piscina, e depois com uma ortótese curta até que a criança esteja totalmente apoiada e a andar novamente.

Para as crianças que não andam, mas que conseguem andar, o procedimento é o mesmo, com o apoio de ortóteses longas. A aquisição da marcha é mais lenta. A marcha é conseguida através de métodos de reabilitação e de aprendizagem adaptados. É frequentemente necessário utilizar uma mesa de baloiço para adquirir a posição de pé. Quando a criança aceita suportar todo o peso, é altura de passar à utilização de muletas, andarilhos e muletas [157].

IX.7.3. Tratamento médico e cirurgia :

O tratamento médico tem sido implicado no atraso da consolidação de fracturas e osteotomias em crianças tratadas com bifosfonatos.

Para LE MERRER e FINIDORI [158], numa série de 27 doentes, 30% desenvolveram consolidação tardia ou pseudartrose apesar do aumento da densidade óssea. Por conseguinte, é necessário ser prudente e recomenda-se separar a cirurgia do tratamento médico.

Os tratamentos médicos também alteraram a consistência do osso, tornando-o mais sólido. Esta solidez torna necessária a utilização de brocas eléctricas para perfurar os canais radiculares.

Foram também observadas sobredosagens de bisfosfonatos, que conduziram a osteopetrose iatrogénica, resultando por vezes em estilhaços ósseos durante a cirurgia.

Para FRANÇOIS FASSIER, antes da era dos bifosfonatos, o osso era muito frágil ao manuseamento e esmagava-se facilmente. Atualmente, o osso é mais resistente e as osteotomias são mais difíceis de controlar e são frequentemente acompanhadas de estilhaços [157].

Para alguns autores [149], o tratamento médico com bisfosfonato não tem qualquer influência nos tempos de consolidação.

IX.8. Complicações :

IX.8.1. Irradiação e radiologia :

Para qualquer colocação intramedular, é necessário efetuar uma avaliação radiológica pré-operatória de boa qualidade. A avaliação radiológica deve incluir, pelo menos, vistas frontais e laterais, centradas no plano da deformidade mais significativa. Estas radiografias são importantes para a preparação do equipamento de pregagem ou fixação e dos procedimentos intra-operatórios que lhe estão associados.

Para além destas imagens importantes para o cirurgião, estes doentes possuem normalmente um grande número · de radiografias efectuadas durante o diagnóstico e durante os períodos de acompanhamento terapêutico anteriores à cirurgia.

Tanto mais que a operação é radiocirúrgica, em que a radiação não poupa nem o cirurgião nem o doente. Acontece que estas crianças estão expostas a um nível de radiação significativo e não avaliado.

A radiologia continua a ser o único meio de monitorizar a consolidação óssea e avaliar os resultados da cirurgia durante o crescimento.

Isto significa que a radiologia é necessária antes, durante e após a cirurgia e, por conseguinte, durante todo o acompanhamento destes doentes. Isto significa que estes doentes recebem um elevado nível de radiação durante toda a sua vida.

Estas irradiações infligidas a crianças em crescimento com uma longa esperança de vida conduzirão a uma acumulação de doses de radiação crescentes que poderão ter um impacto no próprio doente e nos seus descendentes [159].

Atualmente, é certo que a vigilância radiológica repetida de raparigas escolióticas e de doentes com tuberculose é incriminada na ocorrência de cancros, especialmente cancros da mama nas mulheres [160], [161], [162].

Recomenda-se que o uso excessivo de raios X seja evitado, uma vez que existe o risco de provocar cancro induzido por radiações. Este risco é real para as crianças, dado o rápido desenvolvimento e crescimento das células, que são mais sensíveis à radiação [163], [164].

Por conseguinte, é muito importante justificar e otimizar os exames que utilizam radiação. Os recentes progressos técnicos no domínio da imagiologia trouxeram novos desenvolvimentos neste domínio.

O sistema EOS (GEORGE CHARPAK, Prémio Nobel da Física 1992) baseia-se na radiologia digital e permite obter imagens em 2D, em posição funcional, da cabeça aos pés, em pé ou sentado, reduzindo a dose de radiação graças aos sensores de gás (Figura 73).

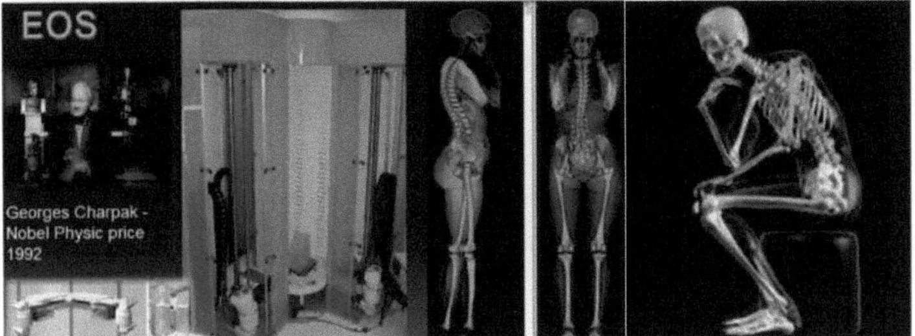

Figura 73: ilustração do sistema EOS

Para além de uma qualidade de imagem superior à das radiografias obtidas por sistemas digitais standard, oferece a possibilidade de reconstrução 3D de todos os níveis osteoarticulares. Este sistema permite estudar a patologia osteoarticular de uma forma nunca antes possível [165].

IX.8.2. Reabsorção cortical :

Na osteogénese imperfeita, o osso já está pouco corticalizado. A utilização de material metálico demasiado volumoso é uma fonte de reabsorção óssea à volta do implante. Os pinos de aço inoxidável com 2-2,5 mm de diâmetro são frequentemente utilizados na perna e no úmero. Os pregos de 3,5 a 5 mm são adequados para o fémur, e os fios de KIRCHNER de pequeno diâmetro são frequentemente utilizados no antebraço.

Quando substitui uma osteossíntese, é preferível utilizar um material mais leve e mais fino. Deve ser utilizado um prego mais fino ou pinos centromedulares simples [143].

IX.8.3. Fratura do material :

De acordo com alguns autores, a percentagem de fracturas nas pregagens é menor do que nas fixações [153].

Estas fracturas não têm muitas vezes consequências, pois o material centromedular protege eficazmente a diáfise. Um curto período de imobilização permite a consolidação da fratura.

Por vezes, a velocidade do traumatismo provoca uma deformação do material centromedular. Esta deformação deve ser corrigida na sala de operações. O material é endireitado através de manobras externas sob anestesia geral. É sempre preferível manter a ferragem original, especialmente se estiver bem ajustada e ainda proteger toda a diáfise [143].

Se for impossível endireitar o material, ou se este já não proteger o segmento ósseo, deve ser substituído, preparando-se para uma revisão cirúrgica frequentemente difícil [143].

Deve ter em atenção que o prego telescópico é mais rígido do que os fios telescópicos. Para tensões idênticas, existe um risco de ocorrer mais deformidade em varo nos fémures pregados do que nos fémures com pinos [153].

IX.8.4. Calo hipertrófico :

As fracturas na osteogénese imperfeita tipo V são frequentemente complicadas por calo ósseo hipertrófico. O tratamento com anti-inflamatórios não esteróides no pós-operatório, ou mesmo preventivamente no pré-operatório, pode ser justificado para limitar o risco de desenvolver esta complicação [29], [166].

IX.8.5. Sepsis :

A sépsis é pouco frequente, o osso é frágil mas bem vascularizado e os doentes não apresentam qualquer deficiência imunitária.

Em caso de infeção, o material deve ser removido, o tecido infetado deve ser excisado, devem ser recolhidas amostras microbiológicas e o paciente deve ser submetido a uma terapêutica antibiótica adequada. Uma vez controlada a infeção, deve ser efectuada uma nova osteossíntese centromedular alguns meses mais tarde [143].

IX.8.6. Migração de hardware :

A migração de material intraósseo ou extra-ósseo, pregos telescópicos ou fios telescópicos parece dever-se a uma má implantação do material ou à utilização de material de tamanho inadequado [153], [167].

IX.8.7. Pseudartrose :

A pseudartrose é comum na osteogénese imperfeita.
É raro nas pregagens centromedulares. A fresagem da haste aquando da inserção do prego estimula a consolidação.
Para BOUTAUD e LAVILLE [153], também é raro na fixação telescópica. A elasticidade dos pinos estimula a osteogénese porque os pinos não absorvem todas as tensões mecânicas no lugar do osso. Estes micromovimentos são favoráveis à consolidação [168].
Para alguns autores [158] o tratamento com bifosfonatos tem sido incriminado nas causas da pseudartrose na osteogénese imperfeita.
POPKOV et al [169] introduziram o fixador externo circular no tratamento da pseudartrose do fémur numa criança com osteogénese imperfeita.

IX.8.8. Epifisiodese :

A epifisiodese fisiológica ocorre principalmente em formas graves (epífise em pipoca). Estas devem-se a uma lesão da placa de crescimento.
As epifisiodeses iatrogénicas são raras. Na maioria das vezes, são causadas por um traumatismo da placa de crescimento devido a manobras intempestivas.
Nos pregos modernos, a epifisiodese é causada pela inserção do parafuso do implante e por arrancamentos epifisários durante certas manobras de inserção [10].

IX.8.9. Desigualdade de comprimento dos membros inferiores

Pode ser causada por uma epifisiodese espontânea da placa de crescimento doente. Neste caso, a desigualdade é mínima.
Nas formas gravemente deformadas, é difícil controlar a equalização dos membros durante a correção cirúrgica.
A desigualdade de comprimento pode ocorrer como resultado de uma epifisiodese iatrogénica causada pelo implante centromedular durante a colocação incorrecta.

IX.8.10. Complicações específicas dos pregos telescópicos :

O pregamento telescópico tem as suas próprias complicações. Essas mesmas complicações variam de um tipo de haste para outro. Para muitos autores [150], [170], [171]. Estas complicações variam de 33,7 a 72%.

A migração do prego com perfuração da cortical ou lesão articular parece ser mais comum em pregos novos [170].

O desacoplamento da peça T é frequente, nomeadamente no prego clássico de BAILLEY e DUBOW [11], [172].

A ausência de alongamento com crescimento parado da criança é secundária a um defeito de deslizamento da parte masculina na parte feminina [170].

IX.9 Indicações e estratégia cirúrgica:

Nem todas as crianças com osteogénese imperfeita necessitam de pregagem ou fixação telescópica.

A fixação telescópica dos membros inferiores está indicada em casos de fracturas repetidas ou de agravamento da angulação da deformidade do membro.

A osteossíntese centromedular dos membros inferiores é necessária a partir do momento em que a angulação diafisária excede os 20º [157] ou quando as deformações aumentam e se agravam devido à perda óssea causada pela imobilização repetida e prolongada.

Este tipo de osteossíntese está também indicado para as fracturas que ocorrem no início da posição de pé e da marcha [157].

De acordo com GEORGE FINIDORI [143], as indicações para cirurgia são raras antes dos 18 meses de idade.

Em casos graves e sérios, são recomendados procedimentos simples de fixação telescópica percutânea sem esperar que ocorram deformações maiores.

Para os membros superiores, a indicação para osteossíntese é geralmente mais tardia. É indicada quando surgem dificuldades funcionais, como o uso de muletas, bengalas ou cadeiras de rodas [143], [157].

Repetição de fracturas em crianças, especialmente as tratadas com bifosfonatos para melhorar a sua autonomia após a aquisição de correcções nos membros inferiores. Os pregos telescópicos são frequentemente utilizados no úmero e no fémur.

Na tíbia, é preferível a colocação de uma haste telescópica ou deslizante. Esta técnica tem menos complicações do que a haste telescópica.

Para ambos os ossos do antebraço, não existe alternativa à fixação deslizante telescópica. Esta é a única técnica possível para crianças em crescimento.

A escolha do implante também está sujeita a dois critérios [157] :
- Crescimento: no final do crescimento e na ausência de potencial de crescimento, como no caso das epífises em "pipoca", não faz sentido utilizar um sistema de deslizamento.

- O diâmetro do canal medular: Se o canal medular for demasiado fino e as corticais diafisárias forem finas, o alargamento do eixo diafisário para acomodar uma haste telescópica resultará em perda óssea, combinada com o stress mecânico induzido pelo equipamento metálico, provocando o desaparecimento progressivo das reservas ósseas corticais. Nos casos em que é necessário intervir em vários segmentos ósseos e efetuar várias osteossínteses centromedulares, não existe uma estratégia consensual.

No membro inferior, deve ser dada preferência à osteossíntese de ambos os segmentos: fémur e perna na mesma operação. Os riscos da anestesia e a duração do internamento hospitalar devem ser minimizados.

É mais lógico começar primeiro pelo fémur, o que permite operar a perna com um torniquete pneumático para minimizar a perda de sangue.

No membro superior, pelas mesmas razões que as anteriores, o úmero é operado em primeiro lugar, seguido dos dois ossos do antebraço na mesma operação.

A escolha do lado é orientada pelo pedido do doente, pela extensão da deformidade e pelo seu impacto funcional.

É raro poder operar um membro superior e um membro inferior ao mesmo tempo, dadas as dificuldades de preparação do doente e a duração da operação.

Segundo alguns autores [157] e em determinadas circunstâncias, é possível operar ambos os membros superiores e ambos os membros inferiores na mesma sessão operatória quando as deformidades não são muito significativas e a sua correção pode ser feita por via percutânea.

X. TRATAMENTO CIRÚRGICO DAS DEFORMAÇÕES DA COLUNA VERTEBRAL:

As deformações da coluna vertebral complicam o prognóstico funcional e vital na osteogénese imperfeita, especialmente nas formas graves [173], [174], [175].

As fracturas vertebrais, a platispondilia, os distúrbios do crescimento da coluna vertebral, os défices musculares, nomeadamente dos músculos respiratórios, e a hiperlaxidez são responsáveis pelas manifestações torácicas e espinais [175].

Os distúrbios estáticos da coluna vertebral são complexos, associando frequentemente escoliose, cifose dorsolombar e lordose dorsal. Estas perturbações actuam nos três planos do espaço e aumentam a baixa estatura do paciente e a deformidade do tronco [82], [175].

Para além das repercussões mecânicas, estas alterações da coluna vertebral agravam o estado funcional do doente através de fenómenos de dor, esplancnomegalia secundária à elevação das cúpulas diafragmáticas e insuficiência respiratória por restrição dos campos pulmonares [175].

Esta insuficiência respiratória é a principal causa de mortalidade na osteogénese imperfeita.

Na charneira cérvico-cefálica, não é rara a protrusão basilar (Figura 74). Esta situação pode levar à compressão da medula espinhal, a distúrbios hidrodinâmicos do líquido cefalorraquidiano (LCR) e à formação de siringomielia. [82], [175].

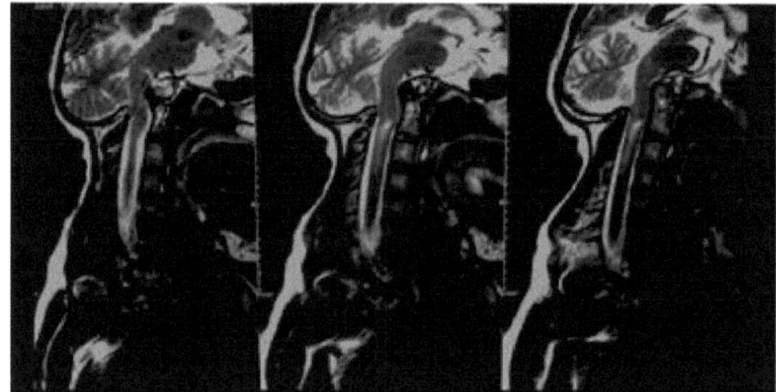

Figura 74: Imagem de ressonância magnética de uma protrusão basilar [coleção G.

Finidori].

O tratamento das perturbações respiratórias é essencial. A reeducação geral e, em particular, a reeducação respiratória, é uma prioridade. Deve começar desde o nascimento e continuar sem interrupção.

O tratamento médico com bifosfonatos demonstrou ser eficaz no tratamento da platispondilia e das dores na coluna.

A prevenção na primeira infância desempenha um papel importante na prevenção das deformações da coluna torácica. Algumas destas medidas podem ser tomadas pelos pais desde o nascimento, como manter o bebé em posição supina e direita, sustentado por calços de pano, e dar preferência ao transporte de bebés horizontais em carrinhos de bebé e carrinhos de bebé.

O tratamento ortopédico com um espartilho é pouco ou nada benéfico, especialmente nas formas graves. Reduz a autonomia do doente, agrava as dificuldades motoras, limita a mobilidade, aumenta a perda óssea, não evita o agravamento das deformações da coluna vertebral e prejudica a função respiratória [174], [175].

O tratamento cirúrgico com artrodese posterior instrumentada continua a ser o método de eleição para o tratamento destas deformidades.

Os critérios para a indicação da artrodese vertebral não dependem apenas da idade e da maturação óssea. Na osteogénese imperfeita, [173], [174], [175] devem ser tidos em conta:

- A perda da altura sentada do doente durante o crescimento.
- Ausência ou paragem do crescimento do tronco.
- Agravamento progressivo das deformações.
- Perda de redutibilidade, especialmente em cifose.
- Ausência de aumento da capacidade vital ou uma diminuição (capacidade vital < 60%) e o aparecimento de sinais de insuficiência respiratória (perturbação respiratória do sono).
- Agravamento do défice da função respiratória e infecções broncopulmonares recorrentes e graves.

Na osteogénese imperfeita, não é necessário esperar pelo fim do crescimento para decidir operar.

A preparação para a cirurgia da coluna vertebral na osteogénese imperfeita não difere muito da cirurgia convencional da coluna vertebral. Requer uma avaliação obrigatória, decidida em colaboração entre o cirurgião e o anestesista [175].

Compreende essencialmente um exame clínico, biológico e neurológico, uma avaliação radiológica com telemetria da coluna vertebral de frente e de perfil, uma ressonância magnética (RM) e uma tomografia computorizada da coluna vertebral para estudar a morfologia vertebral.

O estado cardíaco é frequentemente normal, mas a função respiratória coloca problemas importantes específicos a este tipo de cirurgia.

Para cada paciente a ser operado:

- A função respiratória deve ser avaliada através de um teste respiratório funcional e de uma pliomnografia.

Se a capacidade vital estiver diminuída, é necessária uma preparação especial. Se esta capacidade for inferior a um litro, pode ser necessária uma traqueotomia.

- É necessário excluir uma impressão basilar com um risco de compressão do neuroeixo associado a uma siringomielia. Esta situação justifica uma craniotomia, uma laminectomia descompressiva e uma artrodese occipto-cervical.

A preparação do doente por tração com um halo craniano reduz a deformidade da coluna vertebral e melhora o equilíbrio do tronco [173] (Figura 75).

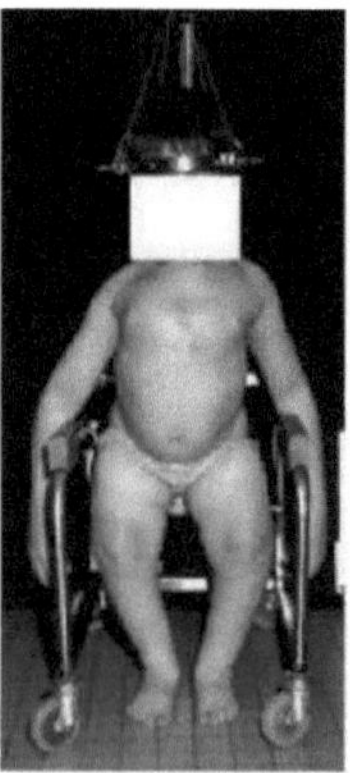

Figura 75: Cadeira de tração com auréola craniana [coleção G. FINIDORI].

Esta tração justifica-se nas grandes deformações cifóticas, nos desequilíbrios do tronco e na falta de peito.

A tração é realizada no bloco operatório, sob anestesia geral. O número de pontos de fixação cranianos deve ser o mais elevado possível, geralmente 8 a 10, distribuídos por todo o crânio, poupando as regiões frontal e occipital.

A tração é instalada imediatamente após o despertar e o peso da tração é rapidamente aumentado para 30 a 40% do peso corporal. É mantida durante 45 a 60 dias com monitorização neurológica diária e cuidados locais diários dos pontos de fixação. A eficácia da tração é avaliada regularmente pelo aumento do tamanho do tronco e da capacidade vital, que é em média de 10 a 30%.

No final da tração, é necessário repetir a avaliação radiológica da coluna vertebral na sua totalidade e sob tração. É frequentemente solicitada uma radiografia de acompanhamento da coluna vertebral.

Para além da tração, é por vezes necessário fazer um molde de gesso anterior, no qual o doente é operado em decúbito ventral.

A artrodese posterior é a técnica de eleição para o tratamento das deformidades vertebrais na osteogénese imperfeita [175].

É efectuada no bloco operatório, com o doente deitado em decúbito ventral. Em casos graves, o doente é colocado numa concha anterior previamente preparada. A cirurgia é efectuada sob controlo neurológico através de potenciais evocados. O doente é mantido sob tração durante a operação, sendo a força desta tração reduzida a metade da utilizada no pré-operatório.

A coluna vertebral é abordada progressivamente com um bisturi elétrico para assegurar uma hemostase contínua. A perda de sangue deve ser reduzida ao mínimo e a hemorragia controlada com anestesia adequada.

Na artrodese vertebral posterior reforçada, não há necessidade de procurar uma melhoria na correção obtida pela tração pré-operatória; a fixação é feita in situ [175].

A artrodese vertebral posterior é geralmente extensa, estendendo-se desde a primeira vértebra dorsal até ao sacro, especialmente nas formas graves [175].

Esta artrodese é armada, e deve ser utilizado material de osteossíntese. Sem isso, a artrodese por si só não será capaz de proteger a coluna do risco de colapso progressivo e agravamento das deformidades [175].

A artrodese vertebral posterior é efectuada com material de osteossíntese vertebral de titânio pediátrico adequado, combinado com um aloenxerto colhido da cabeça de um banco misturado com fragmentos ósseos obtidos durante a avulsão. O auto-enxerto isolado é insuficiente.

Segundo GEORGE FINIDORI et al [175], a artrodese posterior permite :
- Boa estabilização da deformidade e correção em 37% dos casos.

- Melhoria da função respiratória.
- Maior liberdade de movimentos.
- Um aumento médio da altura do tronco de 6 cm.
- Uma taxa de mortalidade zero.

No pós-operatório, especialmente nas formas graves, a intubação endotraqueal através da passagem nasal deve geralmente ser mantida e deve ser prestada assistência respiratória até que o doente recupere uma função respiratória efectiva [175].

Parece preferível manter o doente num espartilho bivalve durante três a quatro meses.

A posição sentada está contra-indicada durante três meses em crianças frágeis após a correção de grandes deformações [175].

Estes doentes necessitam de uma fisioterapia respiratória eficaz e de longa duração, combinada com um programa de reabilitação em centros especializados, de modo a recuperarem a máxima autonomia [175].

A correção destas deformidades da coluna vertebral (Figura 76) na osteogénese imperfeita é difícil, mas está confirmado que esta cirurgia melhora o estado funcional dos doentes. A artrodese vertebral posterior parece preservar a função vital e reduzir a extensão das deformidades vertebrais e torácicas [82], [175]. Como ilustrado no caso seguinte:

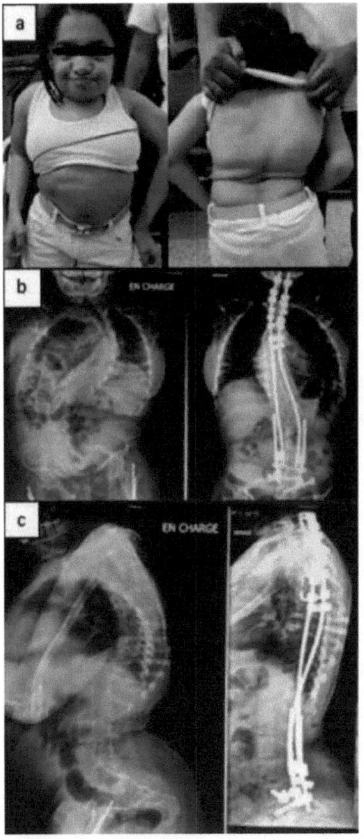

Figura 76: *Correção da cifoescoliose [coleção de M. Ait Ouarab e K. Hachelaf].*
a- Aspeto clínico da cifoescoliose
b- Radiografia da coluna vertebral antes e depois da correção, vista de frente
c- Radiografia da coluna vertebral antes e depois da correção do perfil

XI. CONCLUSÃO

A osteogénese imperfeita é uma doença rara caracterizada pela fragilidade óssea. A sua origem é genética, autossómica dominante em 90% dos casos e recessiva nos restantes 10%. Afecta principalmente a produção de colagénio.
Este defeito genético é responsável por manifestações ósseas e extra-ósseas de expressão variável.
O seu tratamento tem sido um longo caminho, desde a identificação e classificação desta patologia até ao tratamento médico e, finalmente, ao tratamento cirúrgico.

A investigação em biologia molecular e a identificação dos genomas responsáveis por esta doença permitiram desenvolver e orientar um tratamento médico específico.

O tratamento cirúrgico é uma peça importante do puzzle no tratamento paliativo desta doença misteriosa.
A abundância de literatura publicada nos últimos anos demonstra o interesse da investigação médica por esta patologia.
A cirurgia passou da era da fragmentação óssea, permitindo o alinhamento das diáfises e a sua contenção com um único prego de SOFIELD, para as técnicas minimamente invasivas com contenção com um prego telescópico de BAILLEY e DUBOW [11] desenvolvido por FASSIER e DUVAL [10] e outros.

O pino telescópico introduzido em 1987 por METAIZEAU [12] faz parte do arsenal de diferentes técnicas de osteossíntese utilizadas na cirurgia da osteogénese imperfeita. Os princípios de inserção do fio foram desenvolvidos por GEORGE FINIDORI [29]. As características especiais desta técnica permitiram-lhe desempenhar um papel importante nos métodos modernos utilizados neste tipo de cirurgia.

Os resultados de qualquer intervenção cirúrgica dependem não só do domínio da técnica, mas também de uma gestão multidisciplinar que envolva pediatras, reumatologistas, especialistas em reabilitação, fisioterapeutas, psicólogos, os pais dos doentes e a sociedade em geral.

APÊNDICES

Apêndice 1: Lista de figuras

Apêndice 2: Lista de quadros

Referências

1. [Lista de doenças raras e de produtos farmacêuticos destinados ao seu tratamento. Journal Officiel de la République Algérienne No. 50 de 03 de outubro de 2013].

2. [chevrel, guillaume. Ostéogenèse imparfaite de l'adulte, etude absorpleometrie et therapeutique Th: Med: Lyon I: 1996, 1-40].

3. [Kreps-Sellam Monique, Kreps François. A osteogénese imperfeita através da história... em algumas datas. Osteogénese imperfeita: doença dos ossos de vidro/Pierre Verhaeghe. 2ª edição. Paris: Frisson Roche, 1999, p. 18-19].

4. [Eve J. Lowenstein Osteogenesis imperfecta in a 3,000-year-old mummy. Childs Nerv Syst (2009) 25:515-516. Osteogénese imperfeita 10.1007/s00381-009-0817-7].

5. [Aufderheide AC, Rodriguez-Martin C (1998) The Cambridge. encyclopedia of human paleopathology. Universidade de Cambridge. Press, Cambridge].

6. [Delhi N. Reminiscências da Pediatria Indiana: Um Conto de 50 Anos Meningite Tuberculosa Um Conto de 50 Anos 2016. doi: 10. 3389/fmicb. 2015.00791].

7. [Louis V., Avioli Stephen M., krane. Metabolic bone disease and clinically related disorders. Terceira edição, 1998: 651-52].

8. [DevoglaerJp, Malghem J, Maldagne B, Nagant de Deuxchaine C. Manifestações radiológicas do panidronato em crianças com osteogénese imperfeita grave. Med 1998; 339: 947-52].

9. [Sofield HA e Miller EA. Fragmentação, realinhamento e fixação com haste intramedular da deformidade do osso longo de crianças. Uma aprovação de dez anos. J Bone Joint Surg; 42-A: 1371; 1959].

10. [Fassier F e Al. Multicenter Radiological assessment of the Fassier-Duval femoral rodding, POSNA, San Diego 2006].

11. [Bailey RW, Dubow HI. Estudo do crescimento ósseo longitudinal resultante de uma haste extensível. Surg Forum 1963; 14 :455-458]

12. [Metaizeau JP. Deslizamento centro-medular. Aplicação ao tratamento de formas graves de osteogénese imperfeita. Chir Pediatr. 1987; 28(4-5): 240-243]

13. [Weil UH .Osteogenesis imperfecta: historical background Clin Orthop Relat Res. 1981; 159: 6-10].

14. [P.J. Roughley*, F. Rauch e F.H. Glorieu. Osteogenesis Imperfecta - clinical and molecular diversity Genetics Unit, Shriners Hospital for Children, Montreal, Canada, European Cells and Materials Vol. 5. 2003 (Pages 41-47) Dostéogenèse

imperfecta: 10.2].

15. [F. Fassier, F.H. Glorieux. Osteogénese imperfeita em crianças. SOFCOT 1999; 70: 235-252].

16. [Koche e Shaprio. Osteogénese imperfeita. J da Academia Americana de Cirurgia Ortopédica. 6 (4): 225- 360. julho de 1998].

17. [D. Primorac, JW. Rowe, M. Mottes, I. Barisic, D. Anlicevic, S. Mirandola, F. Glorieux. Osteogenesis imperfecta at the beginning of bone and Joint decade. Croatian Medical Journ. 42(4) 394-415. 2001].

18. [Encyclopedie Orphanet, junho de 2007].

19. [Andersen PE, Jr, Hauge M. Osteogenesis imperfecta: a genetic, radiological, and epidemiological study. Clin Genet. 1989 Oct; 36(4):250-5. PubMed PMID: 2805382].

20. [Abrahamsen (B), Langdahl (BL), Gram (J) e Brixen (K). Mortalidade e Morbilidade em Pacientes com Osteogénese Imperfeita na Dinamarca. DANISH MEDICAL JOURNAL: 2018; 65(4):B5454].

21. [Forlino A, Marini JC. Osteogénese imperfeita. Lancet. 2016 Abr 16; 387(10028):1657-71. PubMed PMID: 26542481].

22. Kuurila K, Kaitila I, Johansson R, Grenman R. Hearing loss in Finnish adults with osteogenesis imperfecta: a nationwide survey [Perda auditiva em adultos finlandeses com osteogénese imperfeita: um inquérito a nível nacional]. Ann Otol Rhinol Laryngol. 2002 Oct; 111(10):939-46. PubMed PMID: 12389865].

23. [B. Aubry-Rozier, S.Unger, A. Bregou, M. Freymond, Morisod, A. Vaswani, P. Schneider, L. Bonafé. Novos desenvolvimentos na osteogénese imperfeita: da investigação à gestão multidisciplinar. Rev Med Suisse 2015; 11: 657-62].

24. [Rohrbach M, Giunta C. Recessive osteogenesis imperfecta: Clinical, radiological, and molecular findings. Am J Med Genet C Semin Med Genet 2012; 160C: 175-89].

25. [Van Dijk FS, Zillikens MC, Micha D, et al. Mutações PLS3 na osteoporose ligada ao X com fracturas. N Engl J Med 2013; 369:1529-36].

26. [Rauch F., Travers R., Parfitt AM, Glorieux FH. Static and dynamic bone histomorphometry in children with osteogenesisimperfecta, 2000: 581-89].

27. [Bonafe L, Hasler C, Janner M, et al. Osteogénese imperfeita: manifestações clínicas, diagnóstico e gestão desde a infância até à idade adulta. Forum Med Suisse2013; 13: 925-31].

28. [Z.Pejin, G.Finidori. Osteogénese imperfeita. Hôpital des Enfants-Malades. Universidade René Descartes; 2015].

29. [Finidori G, Toupouchian V, Palliative osteosynthesis in children with osteogenesis imperfecta. La Gazette de la société française d'orthopédie pédiatrique 2007; 22: 24-9].

30. [A. Demeglio, crescimento em ortopedia. Sauramps médical, 2ª edição. 1991, P22] [J.-L. Jouve, J.-M Guiaume, F. Launay, P.Frayssinet, M. Panuel, G. Bollini. Traumatismo da placa de crescimento. Fratura em crianças. Monografia GEOP. Sauramps médical, 2002. P 19-20].

31. [J.-L. Jouve, J.-M Guiaume, F. Launay, P.Frayssinet, M. Panuel, G. Bollini. Traumatismo da placa de crescimento. Fratura em crianças. Monografia GEOP. Sauramps médical, 2002. P 19-20].

32. [In Green, Children's Fractures, Saunders 1996].

33. [CHUNG S, BATTERMAN J, BRIGHTON G Resistência ao cisalhamento da placa epifisária capital do fémur humano. J Bone Joint Surg Am, 1976, 58: 94-103].

34. [DE PARLOS J, ALFARO ARIAN C. fracturas da placa de crescimento. In De Plablos, cirurgia da placa de crescimento, Madrid, Ediciones Ergon, 1998, 143-170].

35. [Téot L. Pregadura centromedular elástica estável em crianças. In: Cahiers d'enseignement de la SOFCOT. N°28. Conferência de ensino. Paris : expansion scientifique ; 1987. P. 71-90].

36. [Kwong NK, Harris MB. Recent developments in the biology of fracture repair. J Am Acad Orthop Surg 2008; 16: 619-25].

37. [Giannoudis PV, Eihorn TA, Schmiedmaier G, Marsh D. The diamond concept-open question. Injury 2008: 39S2: S5-8].

38. [Jepsen K, Price C, Silkman L, et al. Genetic variation in the paterns of sk el et al progenitor cell differentiation and progression during endochondral bone formation affects the rat of fracture healing. J Bone Miner Res 2008; 23: 1204-16].

39. [Horwitz EM, Gordon PL, Koo WKK. Células mesenquimais alogénicas isoladas derivadas da medula óssea são enxertadas e estimulam o crescimento em crianças com osteogenesina imperfeita: implementação para terapia celular do osso. www. Pnas.org/cgi/doi/10.1073/pnas/132252399].

40. [B de Billy. Osteossíntese em ortopedia e traumatologia da criança e do adolescente. Conferência de ensino; 2013. Elsevier Masson SAS; p: 183-195].

41. [Meunier P., e P. Chavassieux. Histologia e citologia do osso normal. Encyclopédie Médico-Chirurgicale 14- 002-A-10-2000].

42. [Nguyen S.H. Bone. Manual de anatomia e citologia. 3ª edição. Paris. Lamarre: 2005]

43. [Rossert J., De Gromburgghe B. Colagénio tipo I: estrutura, síntese e regulação. In: Bilezikan JP, Raisz LG, Rodan GA eds. Principales of bone biology. San Diego: Academic Press, 1996: 127-42].

44. [Buckwalter JA, Glimcher MJ, Cooper RR, Recker R. Bone biology. Parte II: formação, de, modelação, remodelação e regulação da função celular. J Bone It Surg 1995; 77A: 1267-89].

45. [Parfitt AM. Integração da homeostase esquelética e mineral. Em: Deluca HF, Frost H, Jee W, JohnstonC, Parfitt AM eds. Osteoporosis: recent advances in pathogenesis and treatment. University Park, 1981: 115-26].

46. [Agathe OGIER, esposa ECHARD. Caracterização multiescala do tecido ósseo. Aplicação à osteogénese imperfeita. Tese de doutoramento, Universidade de Lyon. 21/11/2017].

47. [Bullough P.G., Davdson D.D., Lorenzo J.C. A anatomia mórbida do esqueleto na osteogénese imperfeita. Clin. Orthop, 1981, 159, 42-57].

48. [Falvo K.A., Bullough P.G. Osteogenesis imperfecta: uma análise histométrica. J. med. Joint. Surg. (AM), 1973; 55-A: 1415-25].

49. [Glorieux F. Bone 2000 - Moira S. Rev Endocr Metab Disord 2008].

50. [Frank Rauch, Francis H Glorieux. Osteogenesis imperfecta ,Seminário 2004.The Lancet].

51. [x. kassa-1 k. hachelaf-2. 1 : serviço de anatomia patológica, 2 : cirurgia ortopédica "B" CHU DOERA]

52. Sillence D.O., Senn A., Danks D.M. Genetic heterogeneity in osteogenesis imperfecta [Heterogeneidade genética na osteogénese imperfeita]. J.Med. GENET. 1979; 16: 101-16].

53. [Smith R. Osteogenesis imperfecta. Clinics in Rheumatic Disease, 1986; 12: 655-89].

54. [Chan C.C., Green R., De la cruz Z.C., Hillis A. Ocular findings in ostegenesis imperfecta congenita. Arch Ophthalmol. 1982; 100: 1459-63].

55. Sharpiro J.R., Pikus A., Weiss G., Rowe D.W. Hearing and middle ear function in osteogenesis imperfecta [Audição e função do ouvido médio na osteogénese imperfeita]. Jama. 1982 Apr 16; 247(15): 2120-6].

56. [Delhi N. Reminiscências da Pediatria Indiana: Um Conto de 50 Anos Meningite Tuberculosa. Um Conto de 50 Anos 2016.

doi:10.3389/fmicb.2015.00791].

57. [Louis V., Avioli Stephen M., krane. Metabolic bone disease and clinically related disorders. Terceira edição, 1998: 651-52].

58. [Weil UH .Osteogenesis imperfecta: historical background Clin Orthop Relat Res. 1981; 159: 6-10].

59. [Van Dijk FS, Sillence DO. Osteogenesis imperfecta: Diagnóstico clínico, nomenclatura e avaliação da gravidade. Am J Med Genet Part A 2014; 164A:1470-813].

60. [Sillence DO, Rimoin DL. Classificação da osteogénese imperfeita. Lancet 1978; 1: 1041-2].

61. [Byes PH. Osteogenesis Imperfecta: perspectivas e oportunidades. CurrOpin Pediat.2000; 12:603-9].

62. [Sillence DO. Osteogenesis Imperfecta: uma expansão da variante. ClinOrthp 1981; 12:603-9].

63. [G. Baujat, C. Michot, G. Pinto, S. Monnot, V. Cormier-Daire. Osteogénese imperfeita, aspectos genéticos, tratamento médico. La Gazette de la Société Française d'Orthopédie Pédiatrique. outubro-novembro de 2016; Num 46; P 2-4].

64. [Marini JC, Reich A, Smith SM. Osteogénese imperfeita devido a mutações em genes não colagénicos: Lições sobre a biologia da formação óssea. Curr Opin Pediatr, 2014; 26: 500-7].

65. [Hoyer-Kuhn H, Netzer C, Koerber F, Schoenau E, Semler O. Dois anos de experiência de ponto de interrogação invertido com denosumab para crianças com esteogénese imperfeita tipo VI. Orphanet J Rare Dis 2014; 9:145].

66. [Baalbaky I, Manouvrier S, Dufour Ph, Devismes L, Delzenne A, Boute O, Puech F. Diagnóstico pré-natal da osteogénese imperfeita. J Gynecol Obstet Biol Reprod. 1998; 27: 44-51].

67. [Zionts LE, Nash JP, Rude R, Ross T, Stott S - Densidade mineral óssea em crianças com osteogénese imperfeita média. J Bone Joint Surg, 1995; 77B: 143-7].

68. [Véronique FORIN. Osteogénese imperfeita em crianças, atualização de 2016, JPP Paris 2016].

69. [Pierre Verhaeghe, Blandine Gosset. Osteogénese imperfeita: situação atual em crianças e adultos. XVéme journée scientifique du groupe de recherche et d'information sur l'ostéoporose - Paris 11 janvier 2002].

70. [Glorieux FH, Pettfor JM, Jupner H, editores. Pediatric Bone: Biology and Diseases. San Diego: academic Press; 2003. p. 513-516].

71. [Gamble JG, Rinsky LA, Strudwick J, Bleck EE- não-união de fracturas em crianças com osteogénese imperfeita. J Bone Joint Surg, 1988; 70A: 439-43].

72. [Scott NS, Zionts LE - Fracturas deslocadas da apófise do olécrano em crianças com osteogénese imperfeita. J Bone Join Surg, 1993; 75A: 1026-33].

73. [Azrak S., Ksyar R., Ben Raïs N. Complications -orthopediques-de-l'osteogenese- imp,em-consulte.com/article/236704/ Médecine Nucléaire 33 (2009) 749-753].

74. [Moorefield WG Jr, Miller GR. Aftermath of osteogenesis imperfecta: the disease in adulthood.J Bone Joint Surg Am. 1980 Jan; 62(1):113-9].

75. Justin Easow Sam, Mala Dharmalingam. Osteogénese imperfeita. Jornal de Endocrinologia e Metabolismo de Indiana. Volume 21, Edição 6, p: 903-908. novembro e dezembro de 2017

76. [Trehan SK, Morakis E, Raggio CL, Twomey KD, Green DW. Acetabular Protrusio and Proximal Femur Fractures in Patients With Osteogenesis Imperfecta. J Pediatr Orthop. 2015 Sep;35(6):645-9].

77. [George Finidorie, Paris Necker Enfants Malades. The hip in adult osteogenesis imperfecta, Osteogenesis Imperfecta: What happens after childhood? Devenir à l'âge adulte, 8eme Journée de Formation, vendredi 2 avril 2004 à PARIS (20e)].

78. [Butani L, Rosekrans JA, Morgenstern BZ, Milliner DS- An unusual renal complicationin a patient with osteogenesis imperfecta. Am J Kidney Dis, 1995; 25: 489-91].

79. [Lee JH, Gambel JG, Moore RE, Rinsky LA- Gastrointestinal problems in patients who have type III osteogenesis imperfecta. J Bone Loint Surgy, 1995; 77A: 1352-6].

80. [Rothschild, Leelach, Goeller, Jessica, Voronov, Polina, Barabanova, Alexandra, Smith, Peter. Anestesia em crianças com osteogénese imperfeita: revisão retrospetiva de 83 doentes e 205 anestésicos ao longo de 7 anos. Wiley-Blackwell Journals, Pediatric Anesthesia. 2018; Volume2 Questão11 Páginas1050-1058].

81. [G. Finidori, V Topouchian, Z Pejin, C Glorion. Tratamento cirúrgico das deformações da coluna vertebral devidas a osteogénese imperfeita. Gazeta da Sociedade Francesa de Ortopedia Pédiática. N°46. outubro - novembro de 2016. P : 14-18]

82. [Maegen J. Wallace, MD Richard W. Kruse, DO, MBA, Suken A. Shah, MD. A coluna vertebral em pacientes com osteogênese imperfeita. J Am Acad Orthop

Surg 2017;25: 100-109]

83. [V. Forin. Osteogenesis imperfecta in Pathologie phosphocalcique et osseuse de l'enfant - Progrès en pédiatrie. 2015 - Ed Dostéogenèse imparfaiteN], [F. Fassier, F.H. Glorieux. Osteogénese imperfeita em crianças. SOFCOT 1999; 70: 235-252].

84. [Marjorana et al. Dentinogénese imperfeita em crianças com osteogénese imperfeita: um estudo clínico e ultra-estrutural. Revista internacional de odontologia pediátrica. 2010 : 20 ; 212-218].

85. [Malmgren B, Norgren S, Dental aberration in children and adolescents with osteogenesis imperfecta. 2002; 60: 65-71].

86. [Breslau-Siederius LJ, Engelgert RH, Pals G, Van der Sluijs JA - Síndrome de Bruck: uma combinação rara de fragilidade óssea e múltiplas contraturas articulares congénitas. J Pediatr Orthop, 1998; 7B: 35-8].

87. [Mc Pherson E, Clemens M - Síndrome de Burck (osteogénese imperfeita com contraturas articulares congénitas): revisão e relato do primeiro caso norte-americano. Am J Med Genet, 1997; 70: 28-31].

88. [Cropp GJA, Myers DN, Physiological evidence of hypermetabolism in osteogenesis imperfect. Pediatrics, 1972; 49: 375-91].

89. [Poesborg P, Astrup D, Lund AM, Ording H. Osteogenesis imperfecta and malignant hyperthermia. Existe uma relação? Anesthesia. 1996; 51 :863-5].

90. [Remy Nottin. Osteogénese imperfeita, o futuro do coração. Journal de l'association de l'ostéogenèse imparfaite. Paris; 02 de abril de 2004].

91. [Wong RS, Follis FM, Shively BK, Wernly JA. Osteogenesis imperfecta and cardiovascular diseases. Ann Thorac Surgy. 1995; 60: 1439-43].

92. [Favier R, Bronstein C, Forin V. Teste de rastreio da coagulação em 35 crianças com osteogénese imperfeita. 8ª conferência internacional sobre osteogénese imperfeita. Annecy 1-3 de setembro de 2002].

93. [MC Allcon, J Paterson. Causa de morte na osteogénese imperfeita. J Clin Pathol ; 1996, 49 (8) :627- 30].

94. [Véronique FORIN. Osteogénese imperfeita = doença do osso de vidro = doença de Lobstein = osteogénese imperfeita. Ensino nacional DES - DIU de Médecine Physique et de réadaptation. Módulo: Medicina física e de reabilitação em patologia pediátrica. Saint Maurice - 29 de fevereiro de 2012].

95. [Young-Hing K, McEwen GD: Escoliose associada à osteogénese imperfeita. J Bone Joint Surg (Br), 1982, 64, 36-43].

96. [Kuurila K, Grenman R. Response to "Is it necessary to screen for hearing loss

in the Pediatric population with osteogenesis imperfecta? clin Otolaryngol Allied Sci. 2004; 29:28. 7].

97. [Kuurila-Svahn K, 10th international conference on osteogenesis imperfecta. Ghent, outubro de 2008].

98. [P. Dupuy. Osteogénese imperfeita e pele. Osteogénese imperfeita: doença do osso de vidro/Pierre Verhaeghe. 2ª edição. Paris. Frison Roche, 1999, p. 162-165].

99. [Sawin PD, Menezes AH. Invaginação basilar na osteogénese imperfeita e osteocondrodisplasia relacionada: tratamento médico e cirúrgico. J Neurosurg. 1997; 86: 950-60].

100.   [Chamas LR, Marini JC, Communicating hydrocephalius, basilar invagination and other neurologic features in osteogenesis imperfecta. Neurology, 1993; 43: 2603-8].

101.   [Chines A, Petersen DJ, Schranck FW, Whyte MP. Hypercalciuria in children severely affected with osteogenesis imperfecta. J Pediatr. 1991; 119: 51-7].

102.   [Cole DEC - Aspeto psicossocial da osteogénese imperfeita. Uma atualização. Am J Med Genet, 1993; 45:207-11].

103.   Mais solto em 1906

104.   [P. Maroteau. Osteocondrodisplasia. Les maladies osseuses de l'enfant. 3ª edição, 1995. P 165-176].

105.   [Antonella Forlino, Wayne A. Cabral, Aileen M. Barnes e Joan C. Marini: New perspectives on osteogenesis imperfecta. Nature Review Endocrinolog. Sep 2011 ; 7, 540-557].

106.   [Snoecky A., Vanhoenacker FM., Parizel PM (2008). Calcificações em pipocas na osteogénese imperfeita. JBR-BTR, 91:176].

107.   [Obafemi AA, Bulas DI, Troendle J, Marini JC. Popcorn calcification in osteogenesis imperfecta: incidence, progression, and molecular correlation. Am J Med Genet A., 2008; 146A: 2725-2732. doi: 10.1002 / ajmg.a.32508].

108.   [DUPONT, Veronique. L'osteogenese imparfaite. Th: Pharma, 2004; P 4-30, 100-104].

109.   [Thompson EM. Dignóstico pré-natal não invasivo da osteogénese imperfeita. Am J Med Genetics. 1993; 45: 201-6].

110.   [Berge LN, Marton V, Tranebjaerg L, Keamey MS, Kiserud T, Orian P. Diagnóstico pré-natal da osteogénese imperfeita. Ata Obstet Gynecol Scand 1995; 74: 321-3].

111.   [Redon JY, Gloaguen D, Collet M, Parent P, Le Grevellec JY. Osteogénese imperfeita. Reflexões sobre o diagnóstico pré-natal (sobre dois casos). J Gynecol Obstet Biol Reprod 1993; 22 :173 - 8].

112.   [Colet M, Le Guem H, Boog G. Diagnóstico das malformações dos membros: anomalia dos membros. In: Echographie des malformations fœtales. Gillet JY, Boog G, Dumez Y, Nisand I, Valette C. Paris, Vigot 1990: 263-301].

113.   [Roger Valerie. Diagnóstico pré-natal da osteogénese imperfeita. Th: Med: Bordeaux II. 1997, P 51-97].

114.   Kempe CH, Silverman FN, Steele BF, Droegemuller W, Silver HK The battered child syndrome [A síndrome da criança maltratada]. JAMA. 1984; 251: 3288-94].

115.   [Rauch F, Traverse R, Norman NE, Taylor A, Glorieux FH. Formação óssea deficiente na osteoporose juvenil idiopática: estudo histomorfométrico do osso ilíaco caneloso. J Bone Miner Res 2000; 15: 957-63].

116.   [Bianchine JW, Briaard-Guillemot ML, Maroteaux P, Frezal J, Harrison HE. Osteoporose generalizada com pseudo-glioma bilateral - uma doença autossómica recessiva do tecido conjuntivo: relato de três famílias - revisão da literatura. Am J Hum Genet 2010; 86: 389-98].

117.   [Gong Y, Slee RB, Fukai N, et al. LDL recptor-related protein 5 (LRP5) affects bone accural and eye development. Cell 2001; 107:513-23].

118.   [Amor DJ, Savarirayan R, Schneider AS, Bankier A. Novo caso de síndrome de Col-Aarpenter. Am J Med Genet 2000 Jun 5; 92(4): 273-7. Andersen PE, Hauge M. V. Osteogenesis imperfecta: um estudo genético, radiológico e epidemiológico. Clin Genet 1989; 36: 250-5].

119.   7[Bank RA, Robins SP, Wijmenga C, Breslau-Siderius LJ, Bardoel AF, Van Der SluijsHA Pruijs HE, Tekoppele JM. 1999. Defeito na reticulação do colagénio no osso, mas não no ligamento ou na cartilagem, na síndrome de Bruck: indicação para uma telopeptidelysys hydroxylase específica do osso no cromossoma 17. Proc Natl Acad Sci USA 96:1054 1058].

120.   [Kutsumi K, Nojima T, Yamashiro K, Hatae Y, Isu K, Ubayama Y, Yamasaki S. Formação de calo hiperplásico em ambos os fémures na osteogénese imperfeita. Skeletal Radio, 1997; 26: 744-5].

121.   [Rutkowski R, Resnick P, McMaster Jh - osteossarcoma que ocorre na osteogénese imperfeita: relato de um caso. J Bone Joint Surg, 1979; 61B: 606-8].

122.   [Manoj Ramachandran, MBBS, MRCS, FRCS. Osteogenesis Imperfecta Treatment & Management; Editor-chefe: Harris Gellman, MD mais. 29 de novembro de 2018]

123.   [Caroline Marr, Alison Seasman, Nick Bishop. Gerir os doentes com osteogénese imperfeita: uma abordagem multidisciplinar. Jornal de Cuidados de Saúde Multidisciplinares 2017: 10; 145-155]

124.   [George Finidori. Doenças constitucionais. Alguns aspectos ortopédicos. Gazeta do GEOP. Set, Out, Nov 2007. N°22: P, 10-17]

125.   [Van Brussel & Engelbert - Physical training in children with osteogenesis imperfecta Journal of pediatrics, 2008].

126.   [Schonau E. 10th international conference on osteogenesis imperfecta Ghent October 2008].

127.   [Rauch F, Travers R, Parfitt AM, Glorieux FH. Static and dynamic bone histomorphometry in children with osteogenesis imperfecta. Bone 2000; 26: 581-9].

128.   [Glorieux FH, Bishop NJ, Polotkin H, Chabot G, Lanoue R, Travers R. Cyclic administration of panidronate in children with osteogenesis imperfecta (Administração cíclica de panidronato em crianças com osteogénese imperfeita). The New England journal of medicine 1998; 339: 947-952].

129.   [El Rakaawi-Hammoumraoui M, Djoudi H. Treatment with panidronate by intravenous infusion during moderate to severe infantile osteogenesis imperfecta 2015, tese de doutoramento, Faculdade de Medicina, BLIDA].

130.   [Kutsumi K, Ayoob R, Bowden SA, Ingraham S, MahanJD. Efeitos benéficos do tratamento com pamidronato intravenoso em crianças com osteogénese imperfeita com menos de 24 meses de idade. J Bone Miner Metab 2014; epub headof print].

131.   [Bishop N, Adami S, Ahmed SF, et al. Risedronate in children with osteogenesis imperfecta: A randomised, double-blind, placebo-controlled trial. Lancet 2013; 382:1424-32].

132.   [Carmel AS, Shieh A, Bang H, Bockman RS. O nível de 25(OH)D necessário para manter uma resposta favorável ao bifosfonato é de M 33 ng/ml. Osteoporos Int 2012;23:2479-87].

133.   [Peris P, Martinez-Ferrer A, Monegal A, et al. 25 hydroxy vitamin D serum levels influence adequate response to bisphosphonate treatment in postmenopausal osteoporosis. Bone 2012; 51:54-8].

134.   [Munns CF, Rauche F, Zeitlin L, Fassier F, Glorieux FH. Atraso na osteotomia mas não na consolidação de fracturas em doentes pediátricos com osteogénese imperfeita a receber panidronato. J Bone Miner Res; 2004, 19(11): 1779-8176].

135.   [Whyte MP, McAlister WH, Novack DV, and Al. Biphosphonate-induced osteopetrosis: novel bone modeling defects, metaphyseal osteopenia and osteosclerosis fractures after drug exposure ceases. J Bone Miner Res 2008; 23: 1698 707].

136.   [K. Hachelaf, M. Amghar, B. RAFA, N. Dhiaf, O. Kerri, M.A. Benzemrane, A. Boumediene, F. Chouchaoui, A. Mekhaldi. Avaliação do efeito do tratamento médico "AREDEA - ZOMETA" na consolidação de fracturas ou osteotomias de correção reforçadas por pinagem telescópica na osteogénese imperfeita. Sociedade Argelina de Reumatologia. 2016].

137.   [Grafe I, Yang T, Alexander S, et al. A sinalização excessiva do fator de crescimento transformador-beta é um mecanismo comum na osteogénese imperfeita. Nat Med 2014; 20: 670-5].

138.   [Edwin M. Horwitz, Patricia L.Gordon, Winston K.k.Koo, Jeffrey C. Marx, Michael D.Neel, Rene Y McNall, Linda Muul e Ted Hofmann. Células mesenquimais isoladas derivadas da medula óssea aloénica são enxertadas e estimulam o crescimento em crianças com osteogénese imperfeita: implicações para a terapia celular do osso. PNAS. 25 de junho de 2002; n°13 vol 99, 8932-8937].

139.   [Ripkovic B, Anticevic D, Buljan M, Jakovina-Blazekovic S, Oreskovic Z, Kubat O. Características da anestesia em pacientes com osteogénese imperfeita submetidos a procedimentos cirúrgicos ortopédicos. Lijec Vjesn. 2014 Sep-Oct; 136(9-10):291-5].

140.   [Olkestad L, Hald JD, Canudas-Romo V, Gram J, Hermann AP, Langdahl B, Abrahamsen B, Brixen K. Mortalidade e causas de morte em pacientes com osteogénese imperfeita: um estudo de coorte nacional baseado em registos. J Bone Miner Res. 2016 Dec; 31(12):2159-2166].

141.   [Rebouilla J, Revelin P, Brault A. Tratamento cirúrgico da osteogénese imperfeita por osteotomias escalonadas e fixação diafisária. Pédiatrie, 1969; 24: 411-20].

142.   [Baily RW, Dubow HI. Evolução do conceito de uma haste extensível que se adapta ao crescimento ósseo longitudinal normal: Considerações clínicas].

143.   [G. Finidori, Z. Pejin, V. Topouchian, C. Glorion. Ossos frágeis, osteossíntese paliativa. Princípios bio-mecânicos. A Gazeta da Sociedade Francesa de Ortopedia Pédiatrica. N°46. outubro - novembro de 2016: P : 11-12]

144.   [Mau H: In osteogenesis imperfecta no intra medullary nailing and especially no bone plates in child hood. Z Orthop ihre Grenzgeb, 1982, 120,297-

308].
145.   [Chotigavanichaya C, Jadhav A, Bernstein RM, Watts HG: Previsão do diâmetro da haste em doentes com osteogénese imperfeita submetidos a osteotomia primária. J Pediatr Ortho, 2001, 21,515-518].
146.   [Nicolas Nicolaou, John David Bowe, Mark Wilkinson. Utilização do Sistema de Haste Intramedular Telescópica de Shiffield para o Tratamento da Osteogénese Imperfeita. Resultados clínicos num seguimento médio de dezanove anos. J Bone Joint Surg Am. 2011; 93: 1994-2000]
147.   [François Fassier. Pregagem telescópica da tíbia em crianças. A Gazeta da Sociedade Francesa de Ortopedia Pediátrica. N°25. outubro-novembro de 2008. P 14-17]
148.   [Fassier F e Al. Multicenter Radiological assessment of the Fassier-Duval femoral rodding, POSNA, San Diego 2006].
149.   [Azzam KA, Rush ET, Burke BR, Nabower AM, Esposito PW. Mid-term results of femoral and tibial osteotomies and Fassier-Duval nails in children with osteogenesis imperfecta. J Pediatr Orthop. Volume 38, Número 6, julho de 2018]
150.   [Tae-Joon Cho, MD, In Ho Choi, Chin Youb Chung, MD, Won Joon Yoo, MD, Ki Seok Lee, MD, e Dong yeon Lee, MD. Interlocking Telescopic Rod For Patients With Osteogenesis Imperfecta (Haste Telescópica Interbloqueada para Pacientes com Osteogénese Imperfeita). Jour of Bone Joint Surg Am. 2007; 89:1028-35]
151.   [William Dias Belangero, Bruno Livani, Vera Maria, Santoro Belangero. Taxas de Sobrevivência da haste extensível HIMEX no tratamento de crianças com osteogênese imperfeita. Ata Ortop Bras. 2010;18(6):343-8]
152.   [Hüseyin Günay, Levent Küçük, Muharrem ịnan. Os Resultados do Tratamento da Osteogénese Imperfeita com Prego Telescópico com Ponta de Saca-rolhas. J Pediatr Res 2017; 4(1):17-20]
153.   [Boutaud B, Laville J-M. A embrochagem centromédula coulissant na ostéogenèse imparfaite. Revista de Cirurgia Ortopédica. 2004 ; 90 : 304-311].
154.   [Hachelaf K, Dhiaf N, Benzemrane M.A, Kerri O, Guidoum Y, Mekhaldi A. Tratamento da coxa vara induzida do colo do fémur na osteogénese imperfeita; apresentação de 16 casos. Société Algérienne de chirurgie Orthopédique et traumatologique; Comunicação oral: Oran 2012]
155.   [P. Wicart, G. Finidori, Z. Pejin, C. Glorion. Coxa Vara congénita na articulação da anca de crianças e adolescentes. Monografia SOFOP. Sauramps Medical. março de 2017. P : 141-147]
156.   [Puvanesarajah V, Shapiro JR, patrocinador principal. O que é um

transplante de osso longo em pacientes com osteogénese imperfeita: um estudo
retrospetivo. J Bone Joint Surg Am. 2015 Feb 18;97(4):318-25. doi:
10.2106/JBJS.N.00584]

157.   [N. Desai. Osteogénese imperfeita e François Fassier. A Gazeta da SOFOP.
N°46. outubro - novembro de 2016: 6-8]

158.   [G. Finidori, M. Le Merrer, G. Pinto, V. Cormier Daire, G. Baujat, V.
Topouchian, S.Pannier e Ch. Glorion. Nota sobre as indicações e protocolos de
administração de bifosfatos em crianças com osteogénese imperfeita. La Gazette
de la Société Française d'Orthopédie Pédiatrique. N°22. setembro-outubro-
novembro de 2007. P : 30]

159.   [G. Khalifa. O SISTEMA DE RADIOLOGIA NUMÉRICA COM DOSES BAIXAS.
DESC de Cirurgia Pediátrica. Sessão de março de 2009 - PARIS]

160.   [Hoffman DA, Lonstein JE, Morin MM. Breast cancer in women with
scoliosis exposed to multiple diagnostic X-rays (Cancro da mama em mulheres
com escoliose expostas a múltiplos raios X de diagnóstico). J Natl Cancer Inst
1989, 81: 1307-1312]

161.   [Doody MM, Lonstein JE, Stovall M, Hacker DG, Luckyanov N, Land CE.
Breast cancer mortality after diagnostic radiography: findings from the US
Scoliosis Cohort Study. Spine 2000, 25: 2052-2063]

162.   Hrubec Z, Boice JD, Monson RR, Rosenstein M. Breast Cancer after
multiple chest fluoroscopies: second follow-up of Massachusetts Women with
Tuberculosis [Cancro da mama após múltiplas fluoroscopias torácicas: segundo
seguimento de mulheres do Massachusetts com tuberculose]. Cancer Res 1989,
49: 229-234]

163.   [Khalifa G, Charpak G, Maccia C, Fery-Lemonniere, BLOCH J, Boussard
J.M, Attal M, Dubousset J, Amdamsbau C. - Avaliação de um novo aparelho de
raios X digital de baixa dose: primeiros resultados dosimétricos e clínicos em
crianças. Pediatr Radiol 1998; 28: 557 61]

164.   [G. Khalifa. O SISTEMA DE RADIOLOGIA NUMÉRICA COM DOSES BAIXAS.
DESC de Cirurgia Pediátrica. Sessão de março de 2009 - PARIS]

165.   [J. Dubousset, G. Charpak, I. Dorion, W. Kalli, F. Lavaste, J. Deguise, G.
Kalifa, S. Ferey. O sistema EOS. Nova máquina de imagem ótica de baixa dose em
posição de saída. e-mémoires da Academia Nacional de Cirurgia, 2005, 4 (4) : 22-
27]

166.   [Mccall RE, Bax JA: Formação de calo hiperplásico em osteogénese
imperfeita após hasteamento intramedular. J Pediatr Orthop, 1984, 4, 361-364]

167.	[Mulpuri K, Joseph B: Intramedullary rodding in osteogenesis imperfecta. J Pediatr Orthop, 2000, 20, 267-273]

168.	[P Lascombes, C Steiger, A Gonzalez, G de Coulon, R Dayer. Trinta e cinco anos de embrochagem centromedular elástica estável (ECMES) em fracturas pediátricas: um método ainda jovem. e-mémoires de l'Académie Nationale de Chirurgie, 2015, 14 (1): 109-114]

169.	[Popkov , D. Uso de pregos intramedulares flexíveis em combinação com um fixador externo para um defeito pós-operatório e pseudartrose do fémur numa menina com osteogénese imperfeita tipo VIII: um relato de caso. Estratégias Trauma Limb Reconstr. 2018 Nov;13(3):191-197]

170.	[karbowski A, Schwitalle M, Brenner R, Lehmann H, Pontz B, Worsdorfer O: Experience With Bailly-Duboww Rodding in children with osteogenesisimperfecta.Eur J PeditrSurg, 2000, 10, 119-124]

171.	[James G. Gamble, M.D., Ph.D., Warren Jemes Strudwick, M.D., Lawrence, A. Rinsky, M.D., e Eugene E. Bieck, M.D. Complicações da osteogénese imperfeita: hastes de Bailey-Dubow versus hastes de não alongamento. Bieck, M.D. Complicações da osteogénese imperfeita: hastes de Bailey-Dubow versus hastes de não alongamento. Journal of Ped Orthop; 1988; 8: 645 649].

172.	[Lang-Stevenson AL, Sharrard W. intramedullary rodding with Billy Dubow extensible rods in osteogenesis imperfecta. Um relatório provisório dos resultados e complicações. J Bone Joint Surg(Br), 1984, 66, 227-32]

173.	[Janus Gj, Finidori G, Engelbert RH, Pouliquen M, Pruijs JE. Operative treatment of severe scoliosis in osteogenesis imperfecta/ results og 20 patents after halo traction and posterior spondylodesis with instrumentation. Eur Spine J. 2000 Dec; 9(6): 486-91].

174.	[Topouchian V, Finidori G, Glorion C, Padovani JP, Pouliqen JC. Fusão posterior da coluna vertebral para cifoescoliose associada a osteogénese imperfeita: resultados a longo prazo. Rev Chir Orthop Réparatrice App Mot. 2004 Oct ; 90(6) 525-32]

175.	[G. Finidori, V Topouchian, Z Pejin, C Glorion. Tratamento cirúrgico das deformações da coluna vertebral devidas a osteogénese imperfeita. La Gazette de la Société Française d'Orthopédie Pédiatrique. N º46. outubro - novembro de 2016. P : 14-18]

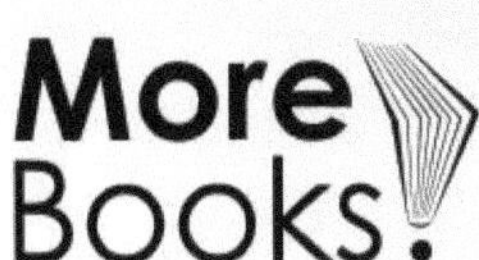

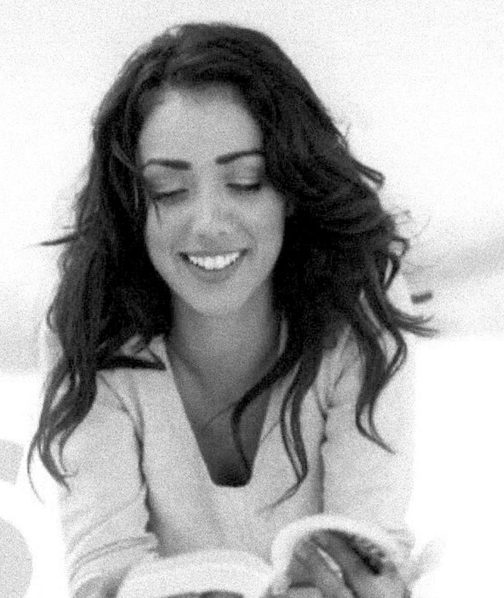

I want morebooks!

Buy your books fast and straightforward online - at one of world's fastest growing online book stores! Environmentally sound due to Print-on-Demand technologies.

Buy your books online at
www.morebooks.shop

Compre os seus livros mais rápido e diretamente na internet, em uma das livrarias on-line com o maior crescimento no mundo! Produção que protege o meio ambiente através das tecnologias de impressão sob demanda.

Compre os seus livros on-line em
www.morebooks.shop

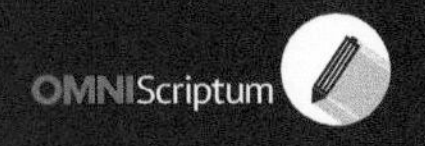

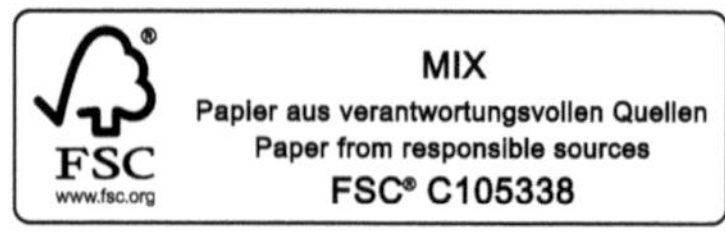

Printed by Books on Demand GmbH, Norderstedt / Germany